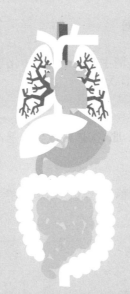

一份报告
诠释健康
双色版

一本真正捍卫健康的使用指南！

体检报告
一看就懂

彭玉清 主编

U0231545

全国百佳图书出版单位

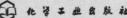
化学工业出版社

·北 京·

图书在版编目（CIP）数据

体检报告一看就懂 / 彭玉清主编 . —北京：化学工业
出版社，2016.3（2025.6重印）
ISBN 978-7-122-26293-6

Ⅰ. ①体…　Ⅱ. ①彭…　Ⅲ. ①体格检查－基本知识
Ⅳ. ① R194.3

中国版本图书馆 CIP 数据核字（2016）第 028690 号

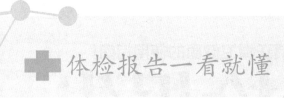

责任编辑：傅四周　　　　　　　　　　　　　封面设计：尹琳琳
正文设计：中海盛嘉

出版发行：化学工业出版社(北京市东城区青年湖南街13号　邮政编码100011)
印　　装：高教社（天津）印务有限公司
710mm×1000mm　1/16　印张14　字数150千字
2025年6月北京第1版第13次印刷

购书咨询：010-64518888　　　　　　　　售后服务：010-64518899
网　　址：http://www.cip.com.cn
凡购买本书，如有缺损质量问题，本社销售中心负责调换。

定　　价：29.80元　　　　　　　　　　　　版权所有　违者必究

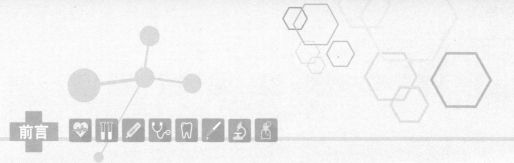

　　健康是人类不懈的追求，也是人们共同的愿望。有人对健康曾经做过一个形象比喻：健康是人生大写的"1"，其他的如地位、金钱、房产等都是1后面的0，如果前面的"1"没有了，后面的"0"即使再好再多也没有任何意义。

　　与健康如影随形的是疾病，它是对人类健康最大的威胁。因此，要想健康，最关键的就是要消除疾病。在与疾病的斗争过程中，未雨绸缪是一种上佳的做法，这在医学中叫作"治未病"。

　　与小毛病久拖不治，最后酿成顽疾去"亡羊补牢"式地花大把的财力、人力救治相比，在日常的工作和生活中积极预防，提前检测到身体的疾病信号并给予适时关注，则更为明智，也更为经济。在没有患病之时就提前防御，不但是医生所追求的最高境界，也是普通大众在自身健康上最佳的"投资"渠道。

　　要提前发现潜在的疾病信号，定期对身体进行检查是最有效的手段。每隔一段时间，给自己的身体从头到脚做一个详细的体检，来一次透彻的评估，定能实现对疾病早发现、早治疗的目标。

　　随着医疗事业的进步，现在越来越多的个人和单位都开始注重体检，但是其中有不少人在拿到体检报告的时候仅仅是翻翻了事，对一些可能出现的疾病风险也不去重视。这一方面是对自己健康的盲目自信所致，更多的可能是因为缺乏医学常识。如果不深研细究体检报告的数据和结论，那么再细致的体检也不过是走走过场而已，无法实现提前发现疾病隐患的目的。

　　在追求健康的道路上，我们不但要重视体检，更要重视体检报告中的各项指标，以及后续干预等，进而积累自己的健康大数据。

　　为了让更多的人了解体检，轻松读懂体检报告，我们特编写了这本书。本书由彭玉清主编，张宏君、陈立军、刘薇、李海涛、蔡三军、王龙、张新祺、张文杰、王征、潘颖、王忠和、王亮、孙学宏、张前进、张华、孙秀清、王春霞、王小凤、张绥青、冯俊清、郭晓燕、刘占清、刘春慧、孙波、蔡沐芸、石刚、王美莲、刘羊换、李二涛、王建斌参与编写工作。全书通过通俗易懂的案例和语言，解释了体检报告中各种晦涩难懂的数据和结论。同时，还普及了诸多常见疾病的预防、日常健康生活习惯的培养等知识。因此，本书不但能帮助读者了解健康体检，更适合放置在床头枕边，闲暇时翻翻，增加对疾病的预防知识，树立健康新观念。

编者

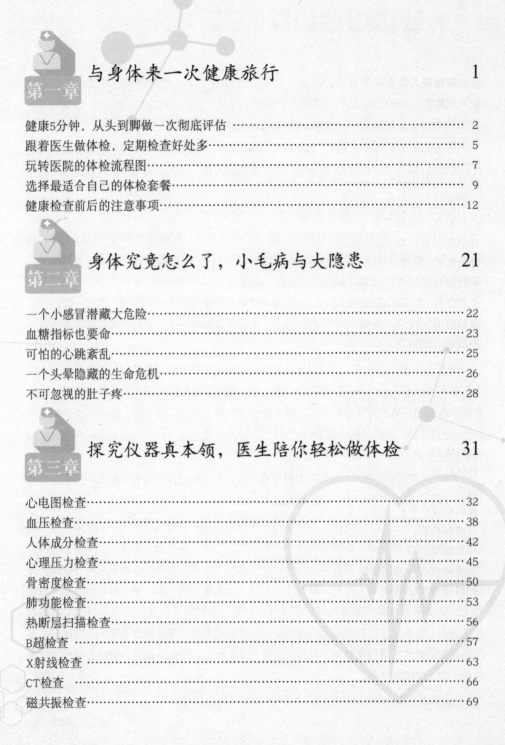

目录

第四章 解读常规体检项目，检查做到心中有数　　73

第五章 体检不花冤枉钱，对病选科才健康　　113

第六章 正确孕检让宝宝更健康　　133

第七章 给老爸老妈最特殊的体检 161

第八章 轻松读懂自己的体检报告 173

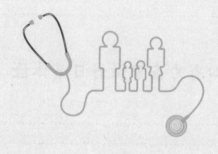

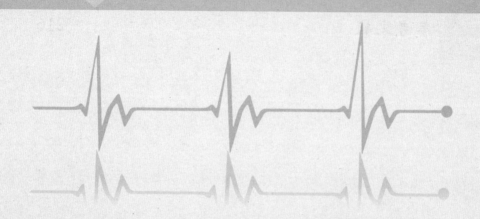

眼花、胸闷……
你知道这是身体在发警报吗？
不用查、以后查、不去查、过度查、不复查，
你多久没有给身体做正确体检了？
别再说自己年轻，
年轻，不是健康的保险柜；
别再说工作忙没时间，
工作，不是健康的充电器；
别再说检查很复杂，医院不可怕，
医院，是身体4S店，定期检查很关键。
还在犹豫什么，开始吧！
跟着医生轻松检查，
正确检查让健康一生相伴。

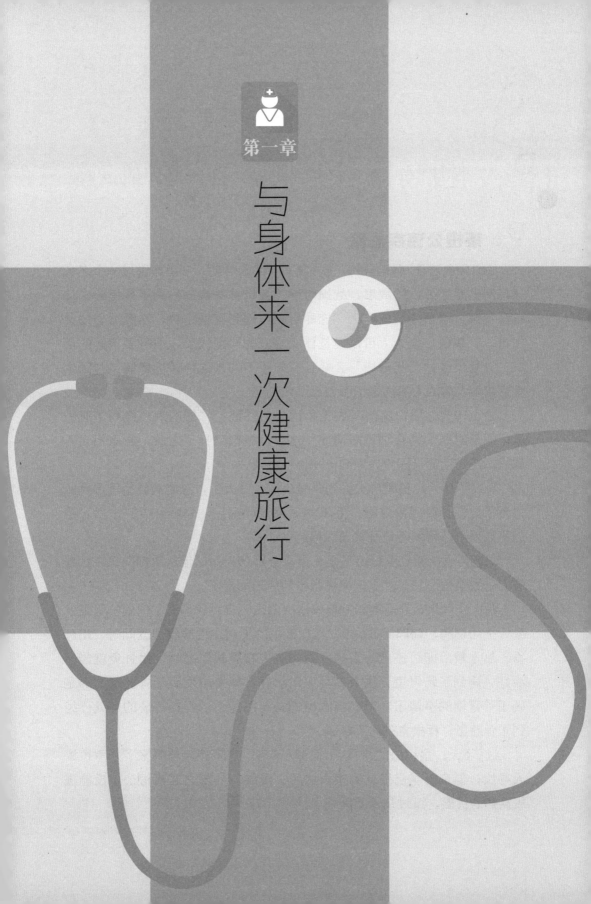

第一章

与身体来一次健康旅行

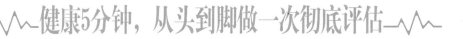

健康5分钟，从头到脚做一次彻底评估

蔡桓公讳疾忌医

法家经典著作《韩非子》一书成书于战国时期，书里面讲过一个名为《扁鹊见蔡桓公》的故事：战国时期的盖世神医扁鹊见到了蔡桓公，扁鹊在观察过蔡桓公后指出："您的肌肤纹理间有些小病，不医治恐怕会加重。"蔡桓公这个人可以说是讳疾忌医的典型代表，他听了扁鹊的话后，立马反驳："我没病"。并且，向手下的人这样评价扁鹊："医生就喜欢给没病的人治病来证明自己医术高明。"

过了10天之后，扁鹊又去见蔡桓公，并说："您的病已经到了肌肉里，不及时医治将会加重病情。"这次，蔡桓公听了之后，心里相当不高兴，连句话都没回应，扁鹊只得悻悻然离去。

又过了10天，扁鹊再次见到蔡桓公说："大王，您的病已经发展到肠胃里了，抓紧时间治疗吧，要不然后果很严重！"蔡桓公听完之后，更加不高兴了，所以还是没有理睬扁鹊。

扁鹊再一次看见蔡桓公又是在上次分别10天后，但这次扁鹊仅在远处看了一眼蔡桓公后，就立刻慌慌张张地绕道而走了。

蔡桓公对此感到很纳闷：扁鹊这次怎么不告诉我病到了何处？于是就派人去问扁鹊，扁鹊回答说："当初大王的小病在皮肤纹理之间时，用药物、热水敷治即可痊愈；当病发展到肌肉和皮肤里面时，用针灸就能够治好；病到了肠胃里，用火剂汤可以治好；如果病发到了骨髓里，那是阎王爷管辖的事情了，我们当医生的是无能为力。现在桓公的病就已经到了骨髓里，我根本就治不好了。"

过了5天，蔡桓公的身体突然出现疼痛，这下想起扁鹊来了，急忙派人寻找，但扁鹊早已经逃到秦国去了。最终，一国之君蔡桓公也没能逃脱疾病的折磨，没过几天就病死了。

没有健康"1"，后面再多"0"也无意义

不论是一国之君也好，还是普通老百姓也罢，健康是人们成就事业和生活的基础，只有有了健康的体魄，才能给生活和工作提供不竭的动力。有人对健康曾经做过一个形象比喻：健康是人生大写的"1"，其他的如地位、金钱、房产、等都是"1"后面的"0"，如果前面的"1"没有了，后面的"0"即使再好再多也没有任何意义。

健康是一种在身体上、心理上和社会适应方面的完好状态，而不仅仅是没有身体缺陷和疾病。身体健康表现为体格健壮，人体各器官功能良好。心理健康一般指能正确评价自己，应对处理生活中的压力，能正常工作，对个人或社会做出自己的贡献。在社会适应方面的完好状态，是指通过自我调节保持个人与环境、社会及在人际交往中的均衡与协调。

与健康如影随形的是疾病，它是对人类健康最大的威胁。因此，要想健康，最关键的就是要消除疾病。

在与疾病的斗争过程中，未雨绸缪是一种上佳的做法，这在医学中叫做"治未病"。中国医书的典籍之一《黄帝内经》中就曾提出："上医治未病，中医治欲病，下医治已病。"这也说明，早在2000多年前，医学界已经认为最高明的医生是那种并非擅长治病，而是能够预防疾病发生发展的人。

"治未病"是最佳的投资渠道

事实也的确如此。与小毛病久拖不治，最后酿成顽疾去"亡羊补牢"式的花大把的财力、人力救治相比，在平日里未雨绸缪，提前检测到身体的疾病信号并给予适时关注，则更为明智，也更为经济。在没有患病之前就提前进行预防，不但是医生所追求的最高境界，也是普通大众在自身健康上最佳的"投资"渠道。

疾病的种类很多，按世界卫生组织（WHO）的标准，目前的疾病名称就有上万个之多，同时还有新的疾病不断出现。"治未病"不可能同时去预防这上万种疾病，最关键的一点就是要提前发现身体可能患病的信号，然后去对症治疗。而要发现这些信号，身体检查是最有效的手段。由中国卫生部门制定的《中国公民健康素养基本知识与技能》就特别建议：每年

做1次体检。每隔一段时间，给自己的身体从头到脚做一个详细的体检，来一次透彻的评估，定能实现对疾病早发现、早治疗的目标。

早发现，早治疗

在医学上，体检的种类比较多，一种是以症状为中心和主诉、以疾病诊断和治疗为目的的体检，称为"医疗体检"。比如，有人因为久咳不愈，去医院挂号治疗时，医生可能会建议患者先去拍胸片。这类体检是针对专门的疾病进行的。还有一种是针对某项特定工作或行为的体检，称为"通过性体检"，比如入学、入伍、入职、考驾照、出国、结婚前等的体检。最后一种是：通过医学手段和方法对受检者进行身体检查，了解受检者健康状况，及早发现影响健康的高风险因素及潜在的疾病隐患，达到预防和早期治疗的目的。这一类体检叫做"健康体检"，在这本书中，我们主要讨论的也是健康体检。

定期进行健康体检的目的是及早发现健康问题和疾病，以便有针对性地改变不良的行为习惯，减少健康危险因素。对检查中发现的健康问题和疾病，要抓住最佳时机及时采取措施，重视疾病早期症状，如有不适，要及时到正规医疗卫生机构就诊。有不少人都是等到身体的某个部位出现不适的时候，才会去医院做检查，这根本不是有计划地做健康体检。一次全面的健康体检，至少包括内科、外科、眼科、耳鼻咽喉科、口腔科、医学影像科和医学检验科，根据这些可以细分为内科检查、外科检查、五官科检查、皮肤科检查、临床检验检查、影像检查等。

临床检验检查的项目又可以细分为血常规检查、尿常规检查、特殊检查（肿瘤筛查、内分泌检查、高血压检查等）。

影像检查就是利用大型的仪器进行检查，比如心电图检查、B超检查、X射线检查、骨密度检查、乳腺红外检查、彩色多普勒超声检查、CT检查、磁共振检查等。

体检程序一般是在早晨空腹的情况下，先进行实验室检查（即采血化验，其中包括血常规、血生化、血免疫、肿瘤标志物、激素、微量元素等项目）和腹部超声检查。空腹检查完毕后，受检者可以简单进食，之后进行不需空腹的内科、外科、眼科、耳鼻喉科、口腔科、妇科检查，以及心电图、胸部透视等影像科检查。

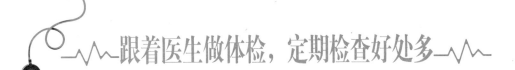

跟着医生做体检，定期检查好处多

因人而异做体检

到专门的体检机构进行体检时，有的人由于经济条件的限制或者怕麻烦等因素，仅挑选常规检查项目中的几个项目进行检查，有时候这样的检查结果因为数据太少，并不能完全反映出一个人真正的健康状况。这样的体检实际上做了等于白做。

如果自身不具备医院专业知识，受检者在选择检查项目的时候切莫自作主张，最好能征求或参考一下医生的意见或建议。因为受年龄、生活习惯、饮食质量、工作特点、家族病史等要素的影响，人与人的体质不同，由专业医生制定个性化体检方案最为适合。

在体检之前，受检者可以与医生做一次沟通，详细介绍一下自己的身体状况、日常饮食等，医生可根据受检者自身实际做出符合受检者的体检方案。

疾病发生的五个阶段

从医学角度讲，疾病的发生可分为五个阶段。

第一阶段为易感染期：这个时期疾病尚未发生，但危险因子已经存在，如超重、抽烟、酗酒等情形。

第二阶段为临床前期：这一时期疾病因子已在人体某部位产生病理变化，但在外观及日常生活中没有任何症状出现。

第三阶段为临床期：这一时期疾病的症状逐渐地显现出来。

第四阶段为残障期：疾病晚期。

第五阶段为死亡期：功能的破坏影响生理代谢作用，引发身体重要器官步入衰退期，导致死亡。

从这五个阶段的特征来分析，一个人如果发现自己身体的某个部位出现明显病症的时候，这种疾病已达到中间阶段的临床期了。显然，如果在临床期之前发现，其治疗效果会远比症状显现后才治疗要好，而且康复概率也比较高。

要及时发现疾病的征兆，就需要定期体检。一般来说，身体健康的年轻人通常每1～2年进行一次常规体检；中老年人由于各方面功能的下滑，身体进入"多事之秋"，检查的间隔时间应缩短至半年左右。

身体如果出现下列症状应尽快体检

症状	可能病因
腰背疼痛	内脏疾病、风湿病、腰肌劳损、脊椎及脊髓疾病等都可致腰背痛
头晕频繁	贫血、脑动脉硬化、颈椎病、高血压、心脏病等
间隙头痛	脑血管疾病、脑膜炎、颅内肿瘤、紧张性头痛、药物依赖性头痛等
容易发怒	甲状腺功能亢进、抑郁症、肝脏受损、失眠等
经常腿肿	慢性静脉衰竭、栓塞、营养不良、肝肾疾病等
腿脚抽筋	缺钙和维生素D、神经疾病
大量脱发	心理压力大、未治愈的感染或不正确的饮食或其他疾病
异常多汗	可能是自主神经功能紊乱，肝、肾、心脏病变
经常口渴	类似糖尿病的征兆，应做血糖检查

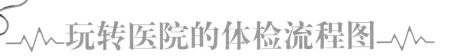

玩转医院的体检流程图

健康常规体检的项目

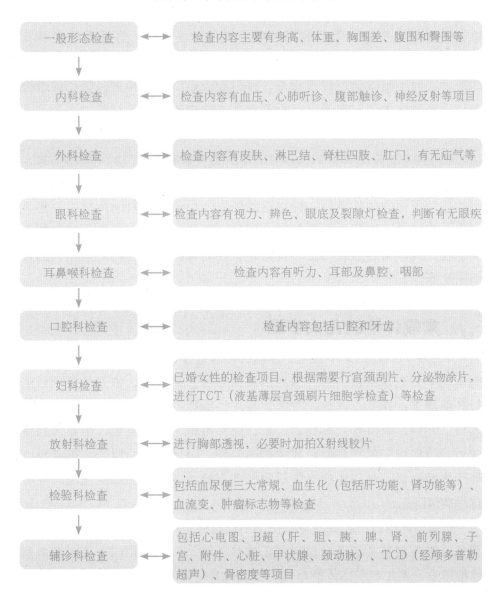

一般形态检查	←→ 检查内容主要有身高、体重、胸围差、腹围和臀围等
内科检查	←→ 检查内容有血压、心肺听诊、腹部触诊、神经反射等项目
外科检查	←→ 检查内容有皮肤、淋巴结、脊柱四肢、肛门，有无疝气等
眼科检查	←→ 检查内容有视力、辨色、眼底及裂隙灯检查，判断有无眼疾
耳鼻喉科检查	←→ 检查内容有听力、耳部及鼻腔、咽部
口腔科检查	←→ 检查内容包括口腔和牙齿
妇科检查	←→ 已婚女性的检查项目，根据需要行宫颈刮片、分泌物涂片，进行TCT（液基薄层宫颈刷片细胞学检查）等检查
放射科检查	←→ 进行胸部透视，必要时加拍X射线胶片
检验科检查	←→ 包括血尿便三大常规、血生化（包括肝功能、肾功能等）、血流变、肿瘤标志物等检查
辅诊科检查	←→ 包括心电图、B超（肝、胆、胰、脾、肾、前列腺、子宫、附件、心脏、甲状腺、颈动脉）、TCD（经颅多普勒超声）、骨密度等项目

常规体检项目能发现很多潜在的疾病隐患，比如，体重超标或者肥胖者往往患有肥胖症、早期糖尿病、代谢综合征，而体重在短时间内下降过多，往往提示有恶性肿瘤、结核病、糖尿病的可能；测血压能间接反映心脑健康状况；心电图可早期发现心肌缺血、心律失常、冠心病等疾病。当然，健康常规体检不同于患者在医院做的专科检查，健康体检的目的是为了发现潜在的病变，进而提前预防。它是通过体检大夫的视、触、叩、听检查，发现异常体征；通过影像检查发现阳性体征；从常规实验室检查数据的量变中，寻找身体病变的早期信息。而到医院做专科检查是指已经患病，然后到医院寻求专科大夫诊疗，进而做的各种检查。因此，如果一个人已经出现了身体不适，就应该直接去看相关专科的医师，而不是做全身健康检查。专科检查是以治疗为主，医生通过检查结果来确定如何对患者进行后期治疗，比如确定是要打针、吃药还是输液、手术等。

此外，为了判断体质状况，有的体检项目会做体能测试，如肺活量、握力、纵跳、坐位体前屈、单脚站立、仰卧起坐、俯卧撑、台阶试验，目的是为了评估体能素质，提出运动处方。目前，还有的体检中心逐步推出一些特殊人群的体检套餐组合项目。例如针对高脂血症、高血糖、高血压、高体重的组合检查，针对青少年的骨龄测试，针对老年人的骨质密度等。

常规体检的几大步骤

第一步，体检当天早晨先到体检机构缴费并领取体检单。第二步，领到体检单后先做空腹项目：采血、腹部彩超。第三步，依据体检项目进行其他检查：身高、体重、视力、胸片、动脉硬化检测、骨密度检测、内科、外科、眼科等。第四步，尿、便标本采集。第五步，所有体检完成后，请将指引单交到前台或主检医生处，以便出体检报告。第六步，等待体检报告，拿到体检报告后要仔细查看，并与主检医生交流，及时排除病情隐患。

在阅读体检报告时要注意：由于不同医疗单位所用检测方法不同，因而化验的正常参考范围（也叫"正常参考值"）不尽相同，所以在拿到体检单后，要注意所在体检单位的各项检查指标的正常参考范围。

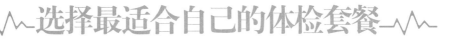

选择最适合自己的体检套餐

"套餐式"体检不是适合所有人

目前，商业化的体检机构提供最常见的是"套餐式"的体检服务，按照体检人群的性别、年龄等设计出一套固定的体检项目组合。"套餐式"体检的价格从几百到几千甚至上万元不等，体检的项目也随价而增，价越高体检的项目越多。很多公司组织的每年一次的全体员工体检常选择这类套餐。但事实上，千篇一律的体检项目并不科学。

每个人要从实际出发，根据自己的年龄、性别、职业、健康状况和家族病史、体质等各个方面进行综合分析，为个人量身制作个性化的体检方案。

儿童在生长发育期的体检包括称体重、量身高、测头围等，出生6个月内的孩子每月查一次；6个月到1岁的孩子每2个月查一次；1岁到2岁的孩子每3个月查一次；2～3岁的孩子每半年查一次；3岁以上的孩子每年查一次。血液检查包括血常规、微量元素等检查。通过五官科的检查，可对先天的语言发育障碍、听力损伤、斜视等疾病做到早检查、早发现、早治疗。

健康状况良好的年轻人可以每隔1～2年做一次全身检查，体检时的重点项目是心、肺、肝、胆、胃等重要器官以及血压等。

中老年检查项目可根据自己平时的状况酌情决定，但心电图、胸部X射线检查、血压、血尿便常规应列为必检项目。糖尿病最近几年的发病率大增，身体肥胖或有高血压、冠心病病史者，应每年检查尿糖及血糖。

40岁以后的吸烟族，每半年应做一次胸部X射线检查或CT检查；此外，每年一次的胃癌筛查也不容忽视。

50岁后是癌症高发阶段，这一阶段的人群可根据不同癌种适当增加检查项目。如曾患肺病、肾病的，可做相关肿瘤排查。另外，有肿瘤家族病史的人群，在常规体检中添加肿瘤筛查也很有必要。

60岁以后，每年或每两年查一次眼科。心血管病患者每半年应对血管弹性做一次相关检查，如果血压很高最好3个月检查一次。

已婚妇女除进行常规检查外，还应特别对乳房、子宫项目做详细检查。比如乳腺彩超，可以发现有无增生结节情况，如果有，则需进一步确诊。而做一下TCT宫颈防癌刮片检查，则能及时发现宫颈癌前病变并及时阻止它恶变。40岁以上的女性每年应检查一次骨密度。低体重、饮食不规律、母亲患有骨质疏松或在40岁以前发生非强外力导致骨折的人，一定要尽早开始检查。

对于上班族来说，从事不同职业在体检时的侧重点也有所不同。比如对于从事一线教育工作的人，由于在讲台上长期站立影响腰椎、颈椎，应着重关注胸片、腰（颈）椎正侧位片检查以及耳鼻喉科的检查。

从事市场开拓的人，饮食一般不规律，有时候还要陪客户大量饮酒，消化系统容易出问题，可加做胃镜、幽门螺旋杆菌等检查；经常使用电脑办公的人群要注意对颈椎和腰椎等的检查。

另外，如果是经常喝酒应酬，还可选择做一个"酒精基因检测"项目。它是通过对基因酶的检测，来了解一个人的酒精基因是否变异，从而判定一个人的解酒能力和适宜酒量。

随着现代医学的进步，目前已发现的遗传病约有6500多种，估计每100个新生儿中有3～10个患有各种程度不同的遗传病。如果有明确的某种疾病的家族史，应增加与之相关的体检项目。如一个一级和二级亲属都曾患有结肠癌的人，应增加相应的肿瘤标志物监测，以及大便潜血的检查。对于有冠心病家族史的中年人，则增加冠心病危险因子、血脂全套、动态心电图等检查。

如果有条件，最好每次都能由固定的医生主持检查，以便全面、系统地掌握受检者的健康状况和对受检者进行保健指导。

不要随便放弃检查某些项目

现在，越来越多的公司重视员工的健康，每年都会为员工的健康体检直接"买单"。

有的人对这项公司"福利"并不重视，特别是一些刚参加工作的年轻人，他们认为自己身体很棒，平时身体也没有任何异样，对公司组织的体检，纯粹是应付差事，有人直接"溜号"，还有的放弃一些比较繁琐的体检项目。

在体检中"弃检"较多的项目有体重、血压、心电图、肛门指检、便常规、胸片、乳腺、妇科、耳鼻喉和眼底视网膜检查等。

实际上，这些常规项目与很多疾病密切相关，随意放弃检查等于是无视自己的健康知情权。

就拿测量体重这一项来说，这是常规检查的项目，是几乎所有的健康体检都会进行的。

有的人认为自己在家就能测量体重，没必要在体检机构专门去做。但是，对于缺少医学专业知识的人来说，在家里测量了体重，也就是仅仅知道一个数字而已。

如果不测体重，就整个健康评估来说，就好像缺少了一条腿。一个人的体重超标可能会患有肥胖症、早期糖尿病、代谢综合征等，如果在短时间内体重下降明显，那么就要怀疑是否有恶性肿瘤、结核病、糖尿病的可能。

体重如此，其他的莫不如是：测血压能间接反映心脑血管健康状况；心电图可早期发现心肌缺血、脑卒中、冠心病等疾病；便常规则能通过隐血检查了解胃肠道有无出血，以及消化道有无病菌、寄生虫感染，并能及早发现消化道肿瘤的报警信号；肛门指检可发现肛门、直肠有无病变和病变的性质；胸片可筛查肺部有无炎症，是否患有肺气肿、肺结核等；查眼底可看到视网膜动脉的硬化程度，它在一定程度上反映全身动脉硬化程度，也可及时发现原发性青光眼、白内障等疾病。

健康检查前后的注意事项

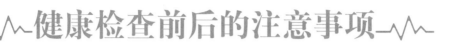

饮食要清淡

体检前三天的饮食要清淡，拒绝暴饮暴食，体检前一天晚上最好少吃肉，不要吃太多甜食。因为食用大量高蛋白食物会使尿素氮和血肌酐的数值升高，造成肾功能出现问题的假象。如果吃过多的高糖食物，血糖值容易升高，有可能误判为糖尿病。在做尿常规和肝功能检查的时候，前一天不能喝酒。

体检前一天不要做剧烈运动。走路不会影响体检结果，但如果感觉心跳加速，最好休息5～10分钟再抽血，平静15分钟后再量血压。

体检化验在9点之前空腹采血，太晚会因为体内生理性内分泌激素的影响，使血糖值失真。所以受检者应该尽早采血，不要轻易误时。抽血检查后最好用三个手指按压抽血处5分钟进行止血。

慢性病不要随意停药

慢性病患者体检时不能随意停药。患有心脑血管疾病、糖尿病等慢性疾病人群在体检时一定要记得按时吃药，不能因为体检而停止服药。

感冒发热等感染期不应体检，很多指标都会受到影响，最好在停止服用抗生素类药物3天后再体检。

女性体检要避开月经期

女性要注意避开月经期（最好包括经期3日到经后4日），否则将影响体检结果的准确性。此外，未婚女性不能做妇科检查。怀孕妇女及准备怀孕妇女禁止做胸透等放射性检查。

体检结束，指标未超出正常值，不代表绝对正常。这是因为目前大部分体检指标是根据疾病标准设定的，而不是根据健康标准来设定的。也就是说，体检结果处于正常范围的上限，只能说明身体状况刚及格。当某项化验结果接近正常值上下限时，应该在医生的建议下及时调整生活习惯。

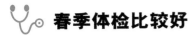 ## 春季体检比较好

在体检时间节点的选择上，一般来说差异性不大，如果实在要是进行对比的话，春季相对较好。因为春天天气渐暖，不冷不热，万物萌发，人体的内脏和器官功能也开始活跃，是体检的最佳时节。

一年之计在于春，在春季体检，是对冬季身体状况的一次总结，也可根据体检结果为新一年健康计划的制订做参考。

用好体检报告这个大数据

体检报告有很强的专业性，对于没有医学基础的人来说，要看懂报告很难。因此，建议在拿到体检报告后，应标记出自己不能理解或有疑问的地方，主动向体检机构或医院专科医生进行咨询，而不应妄自猜测。

在体检报告中经常会出现"＋"、"－"、"±"、"↑"、"↓"、"H"、"L"的符号，这些符号都有各自的含义。"＋"表示阳性，一般多是用来提示"检查结果异常"；"－"表示阴性，大多是用来否定或排除某些病变的可能性。"±"表示"弱阳性"。但也有例外，比如检查乙肝项时，如果结果出现表面抗体为"＋"或者"阳性"时，表示接种过乙肝疫苗，对乙肝病毒有抵抗力，这种"阳性"是好的。"↑"表示检验结果高于正常值，"↓"表示检验结果低于正常值。"H"是英文"HIGH"的简写，表示结果高于正常值；"L"是英文"LOW"的简写，表示检查结果低于正常值。

有不少人拿到体检报告后只是随手翻翻，要是看到没有大的疾病就把报告束之高阁，也不去改变任何生活习惯或日常行为。实际上这样的做法极其危险，拿到体检报告后，如果发现有些指标处于"临界值"，这种状况虽没达到发病的程度，但已经是身体发出的警报。比如，体重增加、腰围变粗、血尿酸上升、骨量减少等都在提示身体存在潜在问题。通过一段时间的调整后需要进行复检。复检时，如果这些指标还没有达到正常值，那就要及时去做专科治疗。

现在全社会都流行大数据医疗，体检报告就是很好的大数据库。把每年每次的体检报告妥善保存，这样就能很方便地观察身体指标几年来的变化，对比检查有无某种疾病倾向，尽早防治。比如血脂、血压突然偏高，这些就应该引起足够的认识，该控制饮食的就要少吃大鱼大肉，该运动的就要加强运动。

 医生提示

北京市健康体检项目专家共识

2014年1月，为了给民众合理选择健康体检项目提供参考，北京健康管理协会组织相关专家以北京市健康体检的现状为基础，参考国内外相关的行业标准和专业指南，拟定了《北京市健康体检项目专家共识》，它将体检项目分为健康体检基本项目和健康体检选择项目两部分内容，其中基本项目适用于大多数群体和个体健康体检，选择项目是受检者发现存在某些疾病风险或自身存在某种健康危险因素，在专业医师的指导下有针对性选择的个性化的检查项目。

（一）健康体检基本项目

项目编号	项目类别	项目	备注
1	问卷问诊	1.1 健康风险评估调查问卷（简化版）	
		1.2 健康风险评估调查问卷（标准版）	
2	一般检查	2.1 血压（mmHg）	
		2.2 身高（cm）	
		2.3 体重（kg）	
		2.4 体重指数BMI	
		2.5 腰围（cm）	
		2.6 臀围（cm）	

续表

项目编号	项目类别	项目	备注
3	内科	3.1 既往史	
		3.2 胸部检查	
		3.3 心脏检查	
		3.4 腹部检查	
		3.5 神经系统检查	
4	外科	4.1 既往史	
		4.2 皮肤	
		4.3 浅表淋巴结	
		4.4 甲状腺	
		4.5 乳腺	
		4.6 脊柱四肢	
		4.7 肛诊	
		4.8 外生殖器	男性
5	眼科	5.1 既往史	
		5.2 视力	
		5.3 辨色力	
		5.4 外眼	
		5.5 内眼	
		5.6 眼压	
		5.7 眼底	
6	耳鼻喉科	6.1 既往史	
		6.2 耳	
		6.3 听力	
		6.4 鼻	
		6.5 鼻窦	
		6.6 咽喉	

续表

项目编号	项目类别	项目	备注
7	口腔科	7.1 既往史	
		7.2 口唇黏膜	
		7.3 牙体、牙周	
		7.4 舌	
		7.5 颞颌关节	
		7.6 颌面部及涎腺	
8	妇科	8.1 既往史（月经史、婚育史）	有性生活史的女性
		8.2 外阴	
		8.3 内诊	
		8.4 细胞学检查（TCT）	
9	实验室常规检查	9.1 血常规 白细胞计数、白细胞五项分类、红细胞计数、血红蛋白测定、红细胞压积、平均红细胞体积、平均红细胞血红蛋白含量、平均红细胞血红蛋白浓度、血小板计数	
		9.2 尿常规 外观、尿蛋白定性、尿糖定性、尿胆红素、尿胆原、尿潜血、尿酮体、尿亚硝酸盐、尿血细胞（红细胞、白细胞）、尿比重、尿pH值 、细菌	
		9.3 便常规	
		9.4 便潜血	

项目编号	项目类别	项目	备注
10	实验室生化检查	10.1 肝功2项 丙氨酸氨基转移酶（ALT）、天冬氨酸氨基转移酶（AST）	
		10.2 肾功2项 尿素氮（BUN）、肌酐（Cr）	
		10.3 血脂4项 总胆固醇（TC）、甘油三酯（TG）、低密度脂蛋白胆固醇（LDL-C）、高密度脂蛋白胆固醇（HDL-C）	
		10.4 葡萄糖（GLU）	
		10.5 尿酸（UA）	
11	肿瘤标志物检查	11.1 癌胚抗原（CEA）	
		11.2 甲胎蛋白（AFP）	
		11.3 前列腺特异抗原（PSA-T/PSA-F）	建议40岁以上男性
12	常规心电图	12.1 静态十二导联同步心电图	
13	X射线检查	13.1 胸片（正位、侧位）	数字化摄影
14	超声检查	14.1 肝、胆、胰、脾、肾	
		14.2 前列腺	建议40岁以上男性
		14.3 子宫、附件	女性
		14.4 乳腺	女性
		14.5 甲状腺	

（二）健康体检选择项目

1. 心、脑血管病风险筛查

项目类别	项目	备注
实验室检查	超敏C反应蛋白	适用于心、脑血管病高危人群（平板运动试验需严格掌握适应证、禁忌证，并具备急救条件）
	同型半胱氨酸	
	叶酸，维生素B_{12}	
心电检查	平板运动试验	
影像检查	超声心动图	
	颈动脉彩超	
其他	眼底照相	
	动脉硬化检测	

2. 糖尿病风险筛查

项目类别	项目	备注
实验室检查	餐后2h血糖	适用于糖尿病高危人群
	糖化血红蛋白（HbA1c）	

3. 肿瘤筛查

项目类别	项目	备注
影像检查	低剂量螺旋CT	适用于肺癌高危人群
	乳腺钼靶	适用于乳腺癌高危人群
内镜检查	电子胃镜	适用于胃癌、食管癌、结肠癌高危人群
	电子肠镜	
细胞学检查	液基薄片细胞学检测（TCT）	适用于宫颈癌高危人群
实验室检查	糖类抗原199（CA199）	适用于肿瘤高危人群，须在专业医师指导下合理选择有关检测项目
	糖类抗原153（CA153）	
	糖类抗原724（CA724）	
	糖类抗原242（CA242）	
	糖类抗原125（CA125）	
	鳞状上皮细胞癌抗原（SCC）	
	细胞角质素片段19（Cyfra2-11）	
	神经元特异性烯醇化酶（NSE）	

续表

项目类别	项目	备注
其他	幽门螺旋杆菌	相关高危人群
	胃蛋白酶原I/II	
	乙肝五项（HBsAg、HBsAb、HBcAg、HBeAb、HBcAb）	
	丙肝抗体	
	人乳头状瘤病毒（HPV）	

4．慢性阻塞性肺病早期筛查

项目类别	项目	备注
仪器检查	肺功能	适用于慢性阻塞性肺病高危人群

5．其他项目

（1）心理健康自测检查。

（2）骨密度检测。

适用于有骨质疏松危险因素者、有骨折史者。

（3）体适能检测。

项目类别	项目
心肺耐力	台阶试验
肺活量	最大呼气量（mL）
肌肉力量与耐力	握力（kg）、俯卧撑（个）、仰卧起坐（次/分钟）
柔韧性	坐位体前屈（cm）
身体成分	体重指数、体成分
平衡性	闭眼单脚站立（s）
爆发力	纵跳（s）
反应时	选择反应时（s）

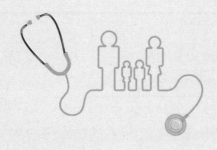

感冒、头晕、心跳加速、高血糖……

这些都是生活中常见的身体不适，

很多人可能对此习以为常、见怪不怪，

但小毛病或许伴随大隐患！

感冒会引发心肌炎，

头晕也许是脑血管疾病的前兆，

心跳长期紊乱可能突发脑卒中，

高血糖不可怕，可怕的是其并发症……

小洞不补，大洞吃苦！

预防疾病，上佳的做法是未雨绸缪。

掌握一些简单的医学常识，

告别对身体状况的盲目自信，

树立健康的生活观从现在就开始！

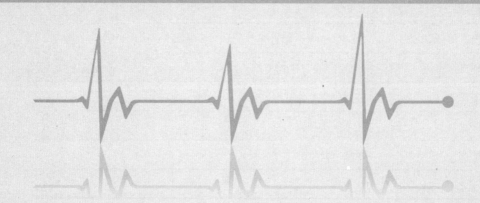

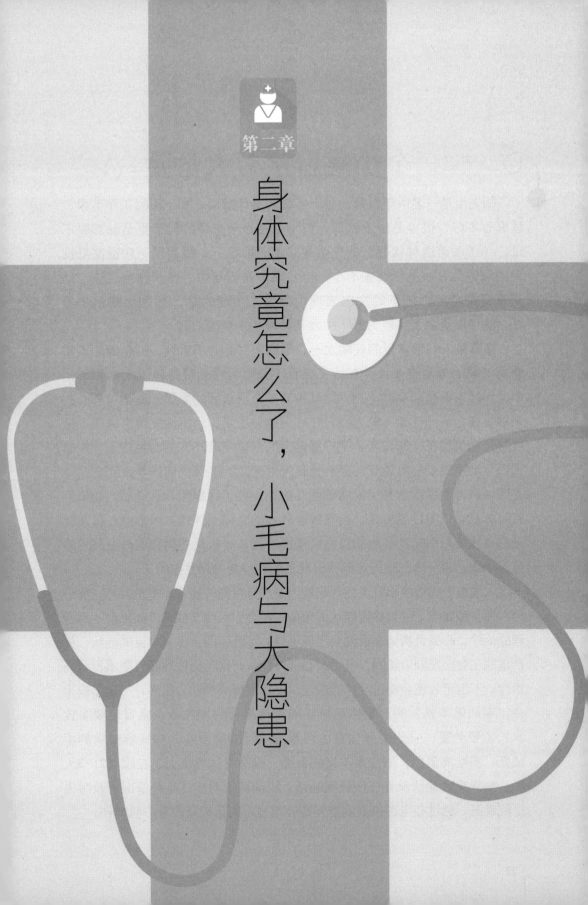

第二章

身体究竟怎么了，小毛病与大隐患

一个小感冒潜藏大危险

胡先生是一名中年教师，由于年轻时身体就弱，加上平时工作劳累，睡眠也不好，很容易患上感冒，特别是在季节交替的时节更是躲都躲不过。为了改善这种状况，胡先生在同事的推荐下，服用了一些提高抵抗力的保健品，钱虽然花去不少，但效果一直不理想。像胡先生这样，反复感冒是免疫力低下的突出表现，更让人担忧的是，胡先生睡眠也不好，这可能是由于免疫力低下引发某种慢性疾病的前兆。

感冒是人们最常见的疾病之一，很多人对此并不重视，那是因为不知道其潜藏的危险有多大。在得了感冒不及时治疗而最终酿成大祸的群体中，年轻人占有很高的比例。这其中有一个很重要的原因，就是没有引起足够重视，认为凭着年轻力壮，扛一下就过去了，也不注意休息减压，最终导致病情加重。2012年，某广播电台的一位年近25岁的女主持人，在感冒后运动诱发了心肌梗死，最后抢救无效死亡。感冒缘何能导致死亡？这是因为病毒性感冒容易引发病毒性心肌炎，患了病毒性心肌炎后，如果不及时休息，依旧过度劳累，会导致急性心力衰竭而猝死。病毒性心肌炎就是病毒感染所引起的心肌的急性或慢性炎症，一般是在病毒感染引起的感冒、咽痛、浑身疼、腹泻等症状出现后的1～3周内而发生的。

人体患上病毒性心肌炎后，起初大多没有特别的症状，多是发热、嗓子疼、浑身酸痛等，这与感冒症状很相似，不会引起特殊注意。如果得不到合理的治疗，心肌炎病情加重就会出现腹痛、上吐下泻、浑身难受的症状，更严重的还会出现胸口烦闷、气短、心悸等症状，这时仍按照肠胃型感冒服药治疗，不但无效还会错过治疗的最佳时机，发展成慢性心肌病，严重影响生命。在知道了感冒的严重性后，正确对待感冒的方式是：感冒后要多饮水，不要劳累，一定要多休息。可根据感冒的类型吃一些缓解症状的中成药，多吃高蛋白、维生素丰富的食物，提高身体免疫力。在服药2～3天后，如果感冒症状没有任何缓解的话，说明药不对症，这种情况要及时去医院就医，通过心电图检查就能判断心律是否失常或有没有心肌损伤。

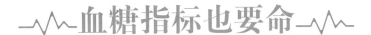

血糖指标也要命

54岁的贾女士平时身体不错，偶尔有点不适，喝点药也就好了，所以一直没有做过正规的体检。9月的一个星期天，贾女士和家人一同出游，不小心着了凉，浑身乏力，一点劲都没有。贾女士本打算休息几天就好，但拗不过家人的坚持，最后还是去医院做了检查。在检查后，医生发现贾女士患上糖尿病已经好久了。

对于糖尿病患者来说，血糖指标要依靠药物和饮食维持在正常范围内，但在气候冷暖交替的时节血糖值也容易出现波动，因此在忽冷忽热的时节里，糖尿病患者做好保健工作尤为重要。

春秋时节，糖尿病患者应该检查一下糖化血红蛋白（HbA1c），它是人体血液中红细胞内的血红蛋白与血糖结合的产物，这一指标能看到在过去2～3个月的时间内患者整体的血糖控制情况。如果糖化血红蛋白的水平小于7%，说明血糖控制得不错；如果未达标，就应该考虑调整治疗方案。对于合并有高血压的糖尿病患者来说，更要经常测量血压，使血压控制在130/80mmHg以下，如果高于这个标准，则要考虑在医生的指导下调整降压药的剂量。

除了糖尿病患者重视血糖指标外，血糖检查也应是正常人群常规体检项目中非常重要的一项。当空腹血糖在5.6～6.1mmol/L时，属于糖耐量异常；当空腹血糖＞6.1mmol/L时，应引起高度重视。

有数据显示，早在2013年，中国的糖尿病患者人数就高达1.14亿，全世界每3～4个糖尿病患者就有一位来自中国。目前，糖尿病的平均发病年龄已上升到45岁，而30岁即有高血糖问题的人近30%。45岁以上的中老年人应该每年做一次血糖检测，及时发现糖尿病。

糖尿病不可怕，可怕的是糖尿病引起的并发症。随着时间的推移，糖尿病可能损害心脏、血管、眼睛、肾脏和神经。糖尿病增加了患心脏病和卒中的危险。50%的糖尿病患者死于心血管病（主要是心脏病和卒中）。糖尿病导致的足部神经病变（神经受损）与血流量减少结合在一起，增加了患足部溃疡、感染以及最终需要截肢的可能。糖尿病视网膜病变是失明的一个主要病因，它是视网膜小血管长期累积受损的结果。全球1%的盲症可归咎于糖尿病。

糖尿病的发病原因大致有两种：一种是家族遗传的先天危险基因；另外一种是长久的不良生活习惯。人的先天基因没法改变，但可以努力养成健康的生活习惯。

管住嘴、迈开腿，减小压力，保证睡眠，是预防和控制糖尿病的重要措施。糖尿病患者要多食用高纤维或全麦食品，少吃精加工和快餐类的食品并要减少脂肪的摄入，以降低饮食的总糖量并平缓血糖波动，同时增加维生素、矿物质和纤维的摄入量。

中国流行一种烟酒不分家的说法，对于健康者来说，适量饮酒可改善葡萄糖的耐受性，但对于老年人和糖尿病患者而言，喝酒会使葡萄糖耐受性降低，还会增加眼部病变和神经受损的风险。而对于那些有长期吸烟史的糖尿病患者来说，如果不及时戒掉香烟，其发生肾脏损伤、心脏病和其他糖尿病并发症的风险更高。

体重超标的人一定要重视糖尿病的预防，因为超重可使健康人出现糖尿病前期综合征，尤其是腹部肥胖可使机体对胰岛素的敏感性降低。对于肥胖的人来说，减肥能够有效解决这个问题，通过多运动能够燃烧掉多余的脂肪，还能改善胰岛素的敏感性。

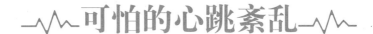

可怕的心跳紊乱

这几年互联网行业风生水起，吸引了大批人涌入。35岁的王先生就是一家互联网金融公司的老板，最近几年公司业绩扶摇直上。但正应了那句"福兮祸之所伏"的老话，在事业风生水起之时，王先生的身体却开了小差，时不时地会感到心跳紊乱、心慌气短，最终被诊断为心房颤动（简称房颤）。经过治疗后，心慌气短的症状明显消失。因为年轻，又担心药物有副作用，王先生就没有坚持医嘱服药，也没有经过系统治疗。原本以为没事了，但最近几个月，王先生感觉房颤发生的频率增加了，这不但影响工作，也让家人忧心忡忡。

房颤的主要症状是心跳强烈、气短、胸闷、憋气等，如果不能给予及时治疗不仅影响生活和工作，还会增加卒中与血栓的概率。房颤的病因是心肌丧失了正常的节律，而代之以快速而不协调的微弱蠕动，导致心房失去了正常的有效收缩。如果按时间划分，房颤分为阵发性房颤和慢性房颤，慢性房颤又分为持续性房颤、长程持续性房颤和永久性房颤。房颤可以是阵发性的，也就是可以自行终止，如果发作后不能自行终止，但可经治疗后终止，就是持续性房颤，如果经治疗后也不能终止，或终止后维持不住正常节律，很快复发，就是永久性房颤。在一条波浪汹涌的河道上，如果突然出现了一块浅滩，那么洪水挟带的垃圾树叶等漂浮物就会停留在浅滩边上，最后会越积越多。与此类似，患上房颤后，心房难以正常收缩，心房中的血液就会在心房内淤积，增加了血栓形成的风险。这些血栓一旦脱落，可能伴随到处流动的血液进入脑部血管，堵塞在血管狭窄处，切断了相应部位的脑部供血。因此，房颤引发的最大后遗症可能就是脑卒中。正常情况下，心房每分钟跳动为50～100次；房颤时，心房每分钟跳动为300～600次，且绝对紊乱。因此，房颤可通过心电图来确诊。对于患有房颤疾病的人来说，平时要培养良好的生活习惯以及服用一些非处方用药。另外还要慎用一些治疗咳嗽或感冒的药物，因为这些药物中有可能含有刺激物进而促进心律失常。

一个头晕隐藏的生命危机

对一些办公室的久坐族来说，由于缺少运动，再加上喜欢咖啡以及碳酸饮料，患上颈椎病很常见。38岁的田女士在县城的一家广播站做编辑工作，之前身体还算不错，只是时常感到头晕。去了当地医院检查，医生诊断是颈椎骨质增生。

由于田女士以前体检时，被查出颈椎曲度变直，所以也就认为自己的头晕与颈椎有关。在按照颈椎疾病治疗了3个月后，田女士的病情不见明显好转，反倒是头晕、头痛加重，并出现恶心、呕吐现象。

家人和医院见此情况，随即将她转到省内的一家大型医院。在接受了CT检查后，医生发现田女士的颅内竟然有一个肿瘤。所幸医生治疗迅速，将她从鬼门关拉了回来。

头晕是一种常见的脑部功能性障碍，表现为头昏脑涨、头重脚轻、走路轻飘，有时候还会出现恶心呕吐的症状。再严重点的还会觉得胸闷、冒冷汗。

脑血管疾病是引起头晕的主要因素，其发病率当下越来越高，尤其是中老年人，如果出现头晕，有可能是因脑动脉粥样硬化引起一过性的脑供血不足。比较严重的情况还有脑梗死和脑部肿瘤。这类疾病如果得不到及时治疗，可能会危及人的生命。

所以，如果一个人经常头晕，必须引起重视，不要在家靠喝点止痛药或者睡一觉了事，要通过正规的医疗诊断明确病因，及早排除危险。

得了颈椎病也会引起头晕，这种头晕大多是在活动颈部或者颈椎长时间保持一个姿势的情况下出现，情况严重的还会出现头疼。

得了颈椎病，身体的一侧，如手臂、肩膀会出现麻木的感觉，有的还会出现短暂的视物不清等不适。对于患有颈椎疾病的人来说，在冬天或夏季的空调下，最好采取保暖措施保护好颈椎，这对预防颈椎病引起的头晕也有益处。

高血压、低血压患者也会出现头晕。血压波动所引起的头晕其实还会伴有头胀、心慌、心烦等症状。如果老年人头晕又头胀，最好赶紧坐下来量量血压，及时控制。

还有一类的头晕是贫血引起的，多见于女性和老年人。有人可能会很诧异，现在大家都不缺吃了，怎么可能还会出现贫血呢？其实，现实生活中贫血的人群还是挺多的。

有的老年人为了控制血脂一口肉都不吃，有的爱美女性为了减肥一天只吃一顿正餐，这些行为都会引起贫血，严重者心跳加速、脸色发白、全身无力、头晕眼花。所以，正确的饮食不在于吃什么或不吃什么，而在于提供均衡的营养。

这里还要说的一点是贫血和低血压的区别，它们是两种不同的病症，用一个简单的比喻来说就是，贫血就好像是一个鱼池里面的鱼少了，而低血压就好像是鱼池里面的水少了。

贫血的患者不一定血压就低，就好比是鱼池里的鱼少了但水不一定就少。当然，高血压患者就不一定不患有贫血症，这就好比是鱼池里面的水多不一定鱼就多。

除了上述这些疾病外，当一个人运动强度过大、休息不好，用眼过度，喝了感冒药物等情况后，都可能诱发头晕。对于此类情形，一般是休息几天或停止运动或用药后，头晕的症状就会逐渐缓解消失。

总的来说，如果一个人频繁出现头晕，千万不可大意，一定要及时就医确诊。有的人头晕后自己到药店买一些治头晕的药，治头晕药一般都是扩张血管的，但头晕可能是脑血栓的一种症状，也可能是脑出血的症状，如果擅自用了活血药，无疑会让病情加重。

不可忽视的肚子疼

陈先生喜欢肉类，每顿饭几乎是"无肉不欢"。一天晚上因为老婆出差家里没人给做饭，就从超市买了只烧鸡，回家后一口酒一口肉，不觉间一只烧鸡吃的只剩下一堆骨头。

当时感觉很舒服，没想到半夜时麻烦来了，陈先生的肚子开始剧痛，强忍着挨到天亮，急忙打车到医院急诊，被查出是胆囊炎发作。

因为吃得太饱，出问题的并不稀奇。一个周末的晚上，在外面饱餐之后，26岁的梁先生回到家后感觉肚子有点胀，于是就到楼下健身房的跑步机上锻炼。梁先生的目的是吃完饭消消食，但锻炼了一会儿，梁先生就感觉腹部剧烈地绞痛，疼痛难忍，于是被送到医院，经过医生诊断确诊为肠扭转。

肚子疼这种症状一般小孩较为常见，成年人有时候也会出现。不管是成年人还是小孩，一旦肚子疼，人们最先怀疑的是消化系统是否出了问题。就像陈先生的胆囊炎和梁先生的肠扭转，这两种疾病都与消化系统相关联。

人在吃得过饱或者大量饮酒后仍做剧烈运动，还容易诱发急性胰腺炎，这种疾病非常危险，有时候非手术不能治疗。

除此以外，常见的"肚子疼"也是不少疾病的征兆。

急性阑尾炎：得了这种病症，早期阶段是一种内脏神经反射性疼痛，在中上腹和肚脐周围扩散，常不能确切定位。当炎症波及浆膜层和壁腹膜时，疼痛固定于右下腹，原中上腹或脐周痛逐渐减轻或消失。

急性胃肠炎：腹痛大多数发生在腹部以上与脐周部，一般是持续性疼痛，有时还会一阵阵加剧，常伴恶心、呕吐、腹泻、发热等。其发生多由于饮食不当，暴饮暴食；或食入生冷腐馊、秽浊不洁的食品。

胃、十二指肠溃疡：上腹部疼痛，可为钝痛、灼痛、胀痛或剧痛，也可表现为仅在饥饿时隐痛不适。胃溃疡表现为餐后痛（吃完饭后疼痛），十二指肠溃疡表现为空腹痛、夜间痛（两餐之间）。

肠梗阻：肠梗阻的疼痛多在脐周，呈阵发性绞痛，伴呕吐与停止排便排气。

腹腔脏器破裂：常见的有因外力导致的脾破裂、宫外孕的自发破裂等。这种疾病发病突然，持续性剧痛涉及全腹，常伴休克。

输尿管结石：突发一侧腰背部剧烈疼痛，就好像被刀割一样，同时会出现下腹部及大腿内侧疼痛。它的另一主要症状就是血尿，大多数患者疼痛时坐卧不宁，往往伴发肉眼血尿或镜下血尿，以后者居多。

急性心肌梗死：这种病常见于中老年人，梗死的部位如在膈面，尤其面积较大者多有上腹部疼痛。多在劳累、紧张或饱餐后突然发作，呈持续性绞痛，并向左肩或双臂内侧部位放射。常伴恶心，可有休克。

如果是消化系统疾病引起的肚子疼，一定要注意饮食，不吃或少吃过于油腻的食物，避免咀嚼口香糖或者硬的橡皮糖，少喝碳酸饮料和啤酒。

需要引起注意的是，如果是急性肚子疼，就诊前暂时不要饮水或进食，如果是胃肠穿孔引起的肚子疼，饮水会导致病情加重。如果需要紧急手术，进食会给麻醉增加难度。

不要吃止痛药，因为医生诊断急腹症的病因主要是根据疼痛的部位、性质、程度及其进展情况，止痛类药物容易掩盖疾病本身的症状，延误针对病因的治疗。另外，遇到疼痛后简单地寻求止痛药的帮助，还可能会错过对疾病最佳的诊治时间。

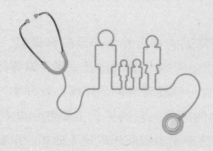

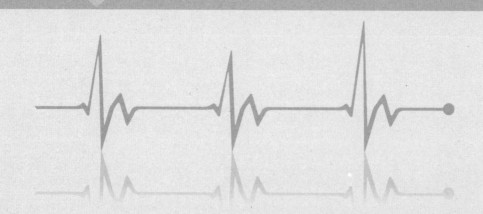

心电图是心脏健康的监视器，

身体成分检查让减肥更有效，

压力测试判断你是否患了抑郁症，

预防骨质疏松应该测测骨密度，

肺功能检查可早发现慢阻肺，

B超、X射线、磁共振、电子胃镜……

各种检查仪器看似眼花缭乱，

但实际上各有所长、各尽其用，

用慧眼探究仪器的真本领，

结合自身状况、工作环境、家族病史，

正确选择科室做检查，

让体检从此不再走过场。

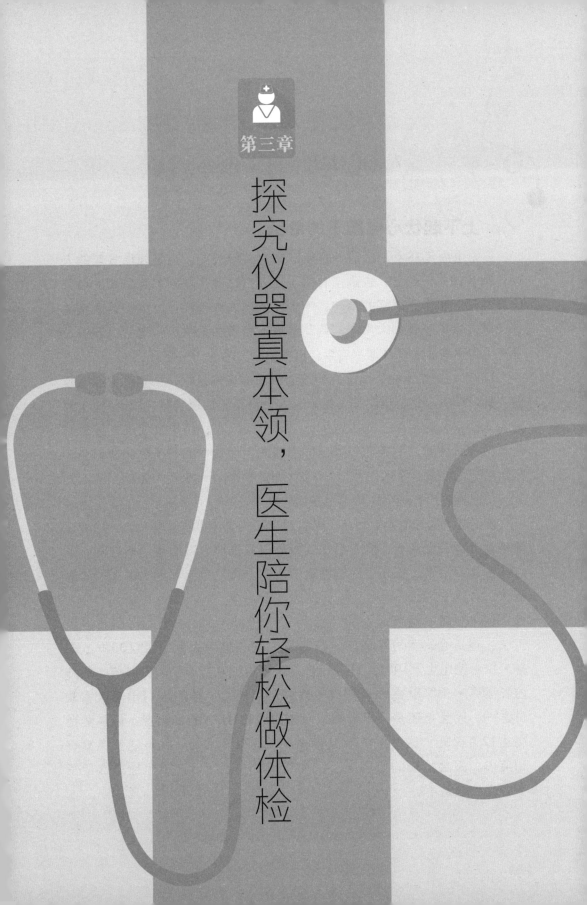

第三章

探究仪器真本领，医生陪你轻松做体检

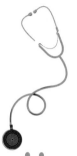

心电图检查

上下起伏心电图下的危机

王先生今年38岁，以前一直从事家庭装修行业，后来凭借多年的人脉，领着10几个弟兄，告别了打工生涯，自己开了一家家装公司。由于质量过硬，赢得了很好的口碑，不少写字楼装修也找他。由于要联系业务，所以短不了要和客户"勾兑"感情，经常和人吃饭、喝酒、娱乐。王先生也逐渐养成了"烟不离手，饭不离酒"的生活习惯。

3年前，王先生在外面吃完晚饭回家后准备休息时，突然感觉呼吸紧促、胸口疼痛，整个嘴唇都发绀。家人见势不妙，赶紧拨打120将他送到医院急诊室。医生给王先生做了一个心电图检查，结果发现王先生患的是急性心肌梗死，两条为心脏提供血液的大血管中的一条已堵塞85%。医生迅速为他做了手术，经过2个多小时的急救，在堵塞的血管里植入支架，将血管疏通，最终挽救了王先生的生命。

有了这一次的危险经历，王先生对自己的身体再不敢轻视，开始重视健康饮食。首先戒烟，能不参加的饭局尽量推掉，喝酒也开始控制。就这样，几年下来，王先生的心脏逐渐正常，再没有出现上次那么凶险的症状。

心脏疾病不是普通人的"专利"，2015年9月19日，阿联酋迪拜王子、亚运会马术冠军谢赫·拉希德突发心脏病去世，年仅33岁。谢赫·拉希德出生于1981年11月12日，是阿拉伯联合酋长国副总统，迪拜酋长谢赫·穆罕默德的长子，曾被福布斯评为全球最热门年轻皇室成员之一。而且他还是世界最高奖金摄影大赛HIPA的发起者，最高奖金高达12万美元。这位王子不但有钱，还长得非常帅，就是这位集富有和英俊，又会摄影的低调王子，突然间就去世了，让不少迷恋这位王子的少女心塞不已。

预防心脏病要防患于未然

心脏是人体生命的发动机，血液就是人体的"汽油"，正是通过心脏这个动力源，才能将血液不断地输送到人体的各个部位。类似上文王先生这样的病例并不罕见，心脏病已经成为当下威胁人类健康的主要疾病之一。据统计，全世界范围内，每死亡3人，就有1人死于心脏病。中国每天有7000人死于心脏病，其中70%的人是因为无法得到恰当救助而死于家中或现场。

无病早防，防患于未然；有病早治，亡羊补牢。心血管疾病虽然可怕，但是只要人们重视起来，积极科学地进行预防，就能有效降低或者延缓心血管疾病的发生。

在日常的生活中，应改变多吃高脂饮食、吸烟和酗酒、缺乏运动等不良生活习惯，合理膳食、控制体重、戒烟戒酒、适量增加运动并保持心态平和。另外，抽烟的人，不论吸烟多久，都应该戒烟。戒烟越早越好，任何时候戒烟对身体都有好处，都能够改善生活质量。过量饮酒，会增加患某些疾病的风险，并可导致交通事故及暴力事件的增加。建议成年男性一天饮用的酒精量不超过25g，女性不超过15g。

在平时，早期心脏病的潜在患者一般并无明显症状，仅会出现胸闷、头晕、失眠多梦等。所以，如果平时生活不规律，肥胖、血压高等人群一定要重视这些早期特征，及早去医院检查，以防止心梗及猝死的发生。对于有心脏病史的人来说，只要出现15分钟以上的胸部急性疼痛，就应前往医院进行心电图等相关检查。

心电图检查的工作原理

心电图是心脏健康的监视器，它是一种迅速、简便、安全、有效的无创伤性诊断方法，若人感到胸闷、心悸、心慌、头昏、眼花、心前区不适或胸部疼痛等症状时都应该做一个心电图检查。这项检查能把心脏的大多数问题揭示出来，常用于筛查心室心房肥大、心力衰竭、心肌病、心肌炎、心律失常、冠心病、电解质紊乱等疾病。

心电图机将身体表面变动着的心脏电位记录下来，进而描绘成心电图，为了解被检查者心脏的情况提供重要的依据。它能够反映出心脏兴奋的产生、传导和恢复过程中的生物电位变化。在心电图记录纸上，横轴代表时间，纵轴代表波形幅度。

心电图是被记录在特殊记录纸上的，记录纸上的每一条细竖线相隔1mm，每一条细横线也是相隔1mm，它们围成了1mm²的小格。粗线是每5个小格一条，每条粗线之间相隔就是5mm，横竖粗线又构成了大方格。

心电图记录纸是按照国际规定的标准速度移动的，移动速度为25mm/s，也就是说横向的每个小细格代表0.04s；每两条粗线之间的距离就是代表0.2s。国际上对记录心电图时的外加电压也是有规定的，即外加1mV电压时，基线就应该准确地抬高10个小格，也就是说，每个小横格表示0.1mV，而每个大格就表示0.5mV，每两个大格就代表1mV。

心电图的波形组成

心电图是由一系列的波组构成的，每一个波组代表着一个心动周期。由于测量电极安放位置和连线方式（导联方式）不同，所记录到的心电图在波形上也会有差异，但基本上一个完成的波组包括一个P波、QRS波群、T波和U波。

P波是由左右两个心房的电激动所产生，前一半主要由右心房产生，后一半由左心房产生。正常P波的宽度不超过0.11s，最高幅度不超过2.5mm（0.25mV）。

QRS波群是反映左右心室电激动过程中所需要的时间，QRS波群的宽度叫QRS时限。正常人QRS波群的时间最高不超过0.10s，如果延长可能会有心室肥大或心室内传导阻滞等。

T波代表心室激动后复原时所产生的电位。在R波为主的心电图上，T波不应低于R波的1/10。

U波位于T波之后，振幅很小，是一个低而宽的小波，是反映心肌激动后电位与时间的变化。

心电图机的电极与人体连接位置的线路成为心电图导联，一般的连接线路是连接在身体的四肢，其中，放在左臂（+）、右臂（-）称为第I导联；左足（+）、右臂（-）称为第II导联；左臂（-）、右足（+）称为第III导联等。此外，还有将电极单独放在右臂的右上肢导联（aVR）、左臂的左上肢导联（aVL），放在左腿的左下肢导联（aVF）以及放在胸部不同位置的V1～V6的6种胸部导联。

在心电图中，除了上述各波的形状有特定的意义之外，各波以及它们之间的时间关系也具有重要的参考价值。其中比较重要的有P-R间期、ST段、Q-T间期。

P-R间期是指从P波起点到QRS波起点之间的时程，代表心脏产生的电激动由心房传导到心室需要的时间，在房室传导阻滞时，P-R间期延长。一般成人的正常值为0.12～0.20s，年龄越大或者心率越慢，P-R间期越长。

ST段是指从QRS综合波的终点到T波的起点之间的一段时程，代表心室缓慢复极的过程，正常任一导联位置的ST下移一般不应超过0.05mV。

Q-T间期是指从QRS综合波起点到T波终点的时程，代表心室开始兴奋到复极化完毕的时间，其长短与心率成反比关系。也就是心率越快，Q-T间期越短，反之，则越长。

看懂心电图的体检报告

在体检机构出具的心电图报告结论中，最常出现的一个词叫"窦性心律"，是指起源于窦房结的心跳节律。这里的"心律"是指心跳的节律，它与"心率"是两个不同的概念。

心率是指每分钟心跳的次数，健康成人的心率为60～100次/分，大多数为60～80次/分，女性比男性稍快；3岁以下的小孩常在100次/分以上；老年人偏慢。

成年人每分钟的心率超过100次（一般不超过160次/分）或婴幼儿超过150次/分者，称为窦性心动过速。常见于正常人运动、兴奋、激动、吸烟、饮酒和喝浓茶后。也可见于发热、休克、贫血、甲亢、心力衰竭患者及应用阿托品、肾上腺素、麻黄素等药物的患者。

如果心率在160～220次/分，常称为阵发性心动过速。心率低于60次/分者（一般在40次/分以上），称为窦性心动过缓。

在报告中，正常的P-R间期为0.12～0.20s；Q-T间期为0.32～0.44s；P波在Ⅰ、Ⅱ导联方向向上，在aVR导联方向向下；QRS波群时间为0.06～0.1s；ST-T没有异常改变。

常见异常心电图的判断

心房肥大

分为左、右心房肥大或双心房肥大，表现在心电图上就是P波的形态异常。如果是左心房肥大，在Ⅱ、Ⅲ和aVF导联下，P波电压大于0.25mV，V2、V3导联下，P波电压大于0.2mV；如果是右心房肥大，在Ⅰ、Ⅱ、aVR、aVL、V_3、V_5导联中，P波宽度大于0.11s。此类多见于慢性肺源性心脏病、风湿性二尖瓣狭窄或各种病因所致心房肌增厚、房腔扩大。在体检报告中，一般仅描述为P波的异常形态变化，不进行诊断性的结论。

心室肥大

分为左、右心室肥大或双心室肥大，心电图特点为QRS波异常，多见于风湿性心脏病、慢性肺源性心脏病、先天性心脏病、高血压病或各种病因所致的心室肌增厚、心室腔扩大。在体检报告中，一般描述为左心室高电压，不做诊断性的结论。

心肌缺血

这类心电图的特点表现为ST段和T波异常，简称ST-T改变。具体表现为ST段变化剧烈，下降形态呈水平、下斜型及低垂型，下降大于0.05mV。多见于慢性冠状动脉供血不足，心绞痛发作等。

窦性心律失常

窦性心律失常主要由窦性心律不齐、窦性停搏、病态窦房结综合征等，体检报告中可以做出各种窦性心律失常的描述性诊断。窦性心率每分钟超过100次为窦性心动过速，常见于运动或精神紧张、发热、甲亢、贫血和心肌炎等。窦性心率每分钟低于60次为窦性心动过缓，常见于甲状腺功能减退、颅内高压、老年人和部分药物反应。窦性心律不齐的心电图特点为P-R间期异常，临床意义不大。

期前收缩

也称早搏，是指先于正常心动周期出现的心脏搏动，之后常出现长间歇称为代偿间歇，分为房性、交界性和室性三种。心电图表现为P波、QRS波和ST-T改变，有完全性或不完全性代偿间歇。

异位性心动过速

异位性心动过速是指异位节律点兴奋性增强或折返激动引起的异位心

律，可分为阵发性和非阵发性两类，又分为室上性或室性心动过速。除频率快、节律不齐外，前者心电图形态多正常，后者QRS波宽大畸形，多见于器质性心脏病，非器质性心脏病也可出现。在看体检报告的时候，要注意对宽QRS型心动过速进行鉴别诊断，不可大意。

扑动与颤动

分为心房和心室两大类。心房扑动与颤动为频率在每分钟250～600次的异位节律，P波消失，代之以异常的"F"波，多见于老年心脏退行性改变、高血压病、冠心病、肺心病、甲状腺功能亢进等。心室扑动与颤动属恶性心律失常，患者有生命危险，必须争分夺秒地抢救。

心肌梗死

分为急性期和陈旧期，急性心肌梗死的心电图特点为QRS波、ST-T显著改变；陈旧性心肌梗死的ST-T多恢复正常，仅遗留坏死性Q波。

做心电图检查准备及注意事项

检查前最好不要空腹，因为这样可能会引起低血糖，造成心跳加速，从而影响心电图检查结果的准确性。另外也不应暴饮暴食，特别是大量饮酒。

不要在匆匆忙忙的状态下去做心电图，检查前一天要避免做剧烈运动。做心电图时，最好先休息半小时左右，等平静下来再做检查。

检查时要放松全身躺平，放松心态，将呼吸节奏调整平稳，保持安静，不要讲话或移动体位。

有些药物直接或间接地影响心电图的结果，例如洋地黄、奎尼西等。其原因是药物影响心肌的代谢，从而影响心电图的图形。遇到此类情况，应提前告知医生。

心电图正常不代表没有心脏病

虽然心电图是了解心脏的最佳窗口，但是如果心电图正常，也并不代表心脏就完全没有问题。那是因为，心电图是测量心脏点激动过程的检查，只有影响到心脏电激动过程的心脏病，才会在心电图上显示出来，如果没有影响到心脏电激动，就不会表现出来。

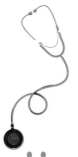

血压检查

高血压导致肾衰竭

"40岁之前拿命挣钱，40岁以后拿钱买命"，这句顺口溜很形象地道出了当下不少人的生活状态。在年轻时，不重视对身体的维护，一味地工作、娱乐，结果身体透支严重，年龄稍微大点，各种毛病就会逐渐暴露出来。人的身体其实也和汽车一样，如果平时不注重保养，不对一些小毛病及时修理，那么早晚就得去4S店大修。

王女士的父亲患有高血压多年，一直靠吃药维持。在两年前单位组织的一年一度的体检中，王女士也不幸被查出患上了高血压。平时身体还不错的她并没有太在意，也没有及时医治。

前几天，在连续加了几天班的情况下，王女士突然呼吸困难，不能平卧，到医院检查后发现心、脑、肾都不太好，尤其是肾功能已经出现衰竭。王女士这才后悔，应该早听朋友的劝告，重视自己的身体。

高血压现在是一种常见病，相关数据显示，目前中国约有2亿高血压患者，每10个成年人中有2人患有高血压。

这种病在发病初期并无明显的症状或体征，人们通常很难察觉到自己已患有高血压，但这种病的危害却很大。如果不能得到及时、有效治疗，这种病会破坏肾脏血管，导致肾脏血液供应不足，引起肾脏功能的损坏。当肾功能完全丧失的时候，就患上了肾功能不全，发生肾衰竭、尿毒症。另外，高血压也容易提高卒中、心脏病的发作风险。

对高血压患者而言，血压的有效控制可以提升患者的生存空间和生活质量，减少高血压并发症的发生，尤其是高血压肾病的发生更应加以预防。

健康人群在日常饮食中应减少盐的摄入，适量饮酒，多做运动，保持健康的体重。而对于高危人群，应定期检测血压，以便于医生随时调整治疗方案。

认清血压检查

　　除了在正规的医疗机构检测血压外，近年来电子血压计已走进平常百姓家，成为高血压患者和许多中老年人不可或缺的用品，能够帮助他们随时检测自己的血压。即使不是高血压患者，也应通过科学地测量血压值，达到预防的目的。

　　我们通常所说的血压是动脉血压的简称，是指血液在血管内流动时，作用于血管壁的压力，它是推动血液在血管内流动的动力。血压的检测指标分为收缩压和舒张压，当心室收缩时血液从心室流入动脉，此时血液对动脉的压力最高，称为收缩压；当心室舒张时，动脉血管弹性回缩，血液仍慢慢继续向前流动，但血压下降，此时的压力称为舒张压。收缩压和舒张压之间的差值，被称为脉压。

　　血压的数值用kPa来表示，日常生活中常用水银血压计来测量血压，所以也用水银的高度，也就是mmHg来表示，两者的换算关系是：1mmHg=0.133kPa，7.5mmHg=1kPa。

　　测量血压的时候，情绪要稳定，可以深呼吸以放松心态，不要穿过于紧小的衣袖以防压迫上臂，手掌向上不要握拳，手臂的高度应等于心脏的高度。用血压计测量血压，会出现舒张压和收缩压两个数据，这两个数据对判断自己的血压情况都同等重要。

正常血压值是多少

　　一般以安静状态下收缩压90～139mmHg（12.00～18.53kPa），舒张压60～89mmHg（8.00～11.87kPa），脉压30～40mmHg为正常范围。世界卫生组织（WHO）与国际高血压学会于1999年颁布的高血压指南中，把正常血压的标准（收缩压/舒张压）改为低于120/80mmHg。如果血压超过140/90mmHg，属于高血压；介于120～139/80～89mmHg之间属于正常高值。

　　如果血压低于90/60mmHg时，属于低血压。低血压根据病因可分为生理性和病理性低血压，根据起病形式可分为急性和慢性低血压。

　　生理性低血压是指部分健康人群中，其血压测量值已达到低血压标准，但无任何自觉症状，经长期随访，除血压偏低外，人体各系统器官无缺血和缺氧等异常，也不影响寿命。病理性低血压是指除血压降低外，常伴有不同程度的症状以及某些疾病。

血压的高低除了受心脏功能、血管阻力和血容量的影响外，神经、体液等因素也可影响到血压。年龄、季节、气候和职业的不同，血压值也会有所不同，运动、吃饭、情绪变化、大便等均会导致血压的升高，而休息、睡眠则会使血压下降。

但不论怎样，正常人的血压值随内外环境变化在一定安全范围内波动，而高血压则是在未使用降压药物的情况下，3次非同日测量血压达到收缩压大于等于140mmHg，或舒张压大于等于90mmHg的水平。

对于中老年人来说，如果想在家里随时检测血压，最好使用经过验证的上臂式全自动或半自动电子血压计。测量血压的时间可以选择每天的早晨和晚上，每次测2~3遍，最终取其平均值。有的人血压控制较平稳，可每周测量一次。

高血压患者要科学治疗

如果发现自己血压偏高，一定要重视起来。有的人也不去看专科医生，自己去药店买点降压药了事，这种方法并不科学。最佳的方法应该是找医生详细检查，医生会对症开出合适的药物，与此同时还要与非药物治疗相结合，改变自身不健康的生活方式。

得了高血压的人，平时要减少钠盐摄入，增加钾盐摄入；多摄入羽衣甘蓝、菠菜、甜菜和甜菜根汁等富含硝酸盐的食物是有好处的。硝酸盐在人体内会变成一氧化氮，一氧化氮是天然的血管扩张器，能够明显降低血压。此外，还要控制体重，不吸烟，不过量饮酒；进行适当体育运动；减轻精神压力，保持心理平衡。

防治高血压莫入误区

误区一：血压值降低得越快越好。有的人发现自己得了高血压，恨不得立马吃药将血压值分分钟降下来，这种想法实际上很危险。俗话说"病来如山倒，病去如抽丝"，降血压不能太着急。对于多数高血压患者来说，应根据病情在数周至数月内将血压逐渐降至目标水平。年龄小、患病时间短的人，速度可以稍微快点；但60岁以上、患病时间较长或已经出现并发症的患者，降压速度一定不要太快。万事万物，一定要循序渐进，欲速则不达。

误区二：长期服用降压药对身体有害。"是药三分毒"，不少人害怕长期服用降压药影响身体的健康，这是人之常情。不过，目前常用的降压药物不良反应发生率均很低，对于大多数患者可长期服用。即便是出现了不良反应，也不要擅自停药，最好找医生咨询后才决定。

误区三：不重视血压检测。高血压是"沉默的杀手"，一般不会出现明显的身体不适。对于高血压潜在患者，也就是年龄较大、家族有高血压患者等情况的人，一定要定期检测血压，及时发现风险。

误区四：血压降到目标值就算康复了。有的患者在经过一段时间的连续服用药物后，血压降低到了正常值，就认为自己康复了。其实，目前还没有药物能够根治高血压病，服用降压药物后血压降至正常并不能说明病已治愈。

一旦停止服药，或遇到过度疲劳、紧张和情绪激动等情况，血压还会重新升高。所以，要定期检测血压，养成良好生活习惯，如遇不适，要寻求医生的帮助。

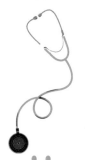

人体成分检查

减肥是先减"脸"，还是先"减"肚

"三月不减肥，四月徒伤悲，五月路人雷，六月男友没，七月被晒黑，八月待室内，九月更加肥……"每年的春天，总会有大量的青年男女为了自己的体型而发愁，并暗下决心要"瘦成一道闪电"。

不过，没等体重减下去，炎热的夏季就已经来到，待在空调房里哪儿都不想去，减肥于是又成了一个遥远的梦。

大学毕业已3年的小吴在一家房地产工作，薪水不错，但一直单身，这可急坏了家里人。为了争取早日"脱光"，小吴也暗暗下定决心，先从自身形象开始。他本人脸型较胖，肚子还算正常，为了减掉双下巴，小吴连续在健身房挥汗如雨一个月，但丝毫不见脸瘦。

无奈之下，小吴去了医院的营养科，医生在给他做完一套身体成分测试之后，认定他虽然运动量挺大，但膳食结构不合理，导致体重控制不佳。于是就给他开了一套营养食谱，让他注意自己的饮食。回去之后，对照着这份食谱，再加上合理的锻炼，小吴果然一个月减掉了10斤，双下巴也不那么明显了。

什么是身体成分检查

身体成分检查主要用的是人体成分分析仪，测量出人体的成分包括细胞内液、细胞外液、体内总水分、体脂肪、体蛋白、肌肉、瘦体重、矿物质等，并推算出标准体重、肥胖度、基础代谢率、标准肌肉量、身体脂肪率、内脏脂肪水平、体质指数等指标，可精确到手脚左右分别的各项健康指数，有效指示身体健康状况。

身体成分的测量，能够准确地评价人体的胖瘦程度，同样体重的人，由于身体内肌肉、脂肪的含量不同，肥胖程度是不同的。

体重的大小并不能真正反映一个人是否肥胖。身体脂肪所占的百分比，是评价一个人是否真正肥胖的主要依据。身体成分的测定结果，是确定一个人是否需要减肥的依据。

身体质量指数

身体质量指数（BMI）是相对于身高的体重，这是用来衡量是否超重的最常用指标，所以也叫体重指数。这个指数一般与体内脂肪的比例有一定关系，但并不能真正反映人体内的脂肪含量。

在没有条件测量体脂百分比的情况下，BMI可以作为评价是否肥胖的参考。身高与体重的测量在正规的体检中心一般有身高体重测量仪，能同时测出身高和体重，此项检查在家里也可以用体能称以及量衣服的尺子进行。

测量的时候要注意：脱鞋，抬头挺胸，两脚并立，两眼平视前方，尽量少穿衣服。

身高以m为单位，体重以kg为单位。

$$身体质量指数（BMI）=体重（kg）/身高^2（m^2）$$

对于肥胖程度的判断，还有一个标准公式

$$肥胖程度（BOD）=实际体重（kg）/理想体重（kg）\times 100\%$$

根据这个公式，若结果在90%～110%之间，表明体重正常；若在110%～120%之间，属于超重；若大于120%，则可诊断为肥胖。反之，若在80%～90%之间，属于偏轻；若小于80%，则属于消瘦。在确认肥胖后，还可以进一步分级：若在120%～130%之间，为轻度肥胖；若在130%～150%之间，为中度肥胖；若在150%～200%之间，为重度肥胖；若大于200%，则属于病态肥胖。

体脂百分比

体脂百分比就是身体内脂肪组织的重量在其身体总重量中所占的比例，计算公式为：

$$体脂百分比=脂肪重量/身体重量\times 100\%$$

身体成分测定的手段比较多，常见的有水下称重法、皮褶厚度测量法以及生物电阻抗法等。

水下称重法是通过人体在水中和陆上的体重变化对身体密度和人体体积进行测量，从而推算身体的脂肪重量和瘦体重，这种方法比较合理和精确。已经成为评定各种其他方法的标准。但是它有很明显的缺点，不大适合大规模推广，只适合在科研单位进行研究使用。

皮褶厚度测量法是通过对身体不同部位皮褶厚度进行测量后，将所测得的皮褶厚度代入公式进行计算身体成分的一种方法。主要用到的部位有两个，一个部位是上臂部，另一个部位是肩胛下部。

上臂部：上肢自然下垂，于肩峰与尺骨鹰嘴连线中点处，垂直捏起皮褶。肩胛下部：肩胛骨下角下方约1cm，外斜45°角捏起皮褶。将两个皮褶测定的结果代入专门的公式，就可以计算出体脂百分比。

生物电阻抗法是20世纪80年代末发展起来的一项新技术。其原理是人体脂肪组织含水量很少，具有很高的电阻率。无脂组织中包括人体所有的水和电解质，导电性远远大于脂肪组织，因此人体的总阻抗近似等于无脂组织的阻抗。可通过特殊仪器测定人体的总阻抗，并换算成为总体脂肪。

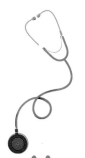

心理压力检查

胃疼是因为"压力山大"

从初中到高中，小李一直是班里的尖子生，高考时不负众望，以全校第一的成绩考入了一所211大学的金融专业。不过，从16岁开始，胃疼的疾病就一直在困扰着他，时缓时重。

大学即将毕业时，小李被好几家单位看中。就在他对选择去券商还是银行工作举棋不定时，胃疼病犯了，一时间疼痛难忍。

去医院做了胃镜检查，并没有发现器质性病变。经过询问，医生了解到，小李胃疼严重的时段基本是发生在考试期间或者是人生的重大选择时，也就是心理压力最大的时候。医生最后认为，他的胃痛和心理状态有关系。"最近老胃疼"、"吃不下饭"，类似的问题其实有不少职场人士遇到，但多数人并没有认识到导致此类症状的真正原因是心理或者精神状态出了问题。

现在社会的生活节奏加快、工作效率提高，尤其是工作的紧张程度更是大幅度地提高。承受压力越大，调节能力越差，造成的躯体影响也就会越大。

基于这种社会现状，一些体检机构也顺应形势，增设了心理压力检查，评估受检者的心理健康及精神压力状况。这项检查应用多种方法系统地收集关于被检查者的个人信息及有关环境信息，在此基础上，对个人的某一心理现象作全面、系统的客观描述。

精神压力检查常用的方法

与身体体检一样，心理压力检查也都是用数据来说明受检者的健康状态。受检者在做这项检查的时候要做一系列的测试题目，最后通过专业统计、分析得出结论。常见的心理压力体检方法有调查法、观察法、会谈法、作品分析法和心理测试法。

调查法是借助各种问卷、调查表和会谈等方式方法了解被评估者的心理特征的一种研究方法。

观察法是评估者（一般是指心理医生）通过对被评估者的可观察行为表现，进行有目的、有计划的观察和记录，之后进行心理评估。

会谈法就是评估者与被评估者面对面地谈话，通过谈话内容以及评估者的现场反应给出心理评估。

作品分析法是指评估者通过观察分析被评估者在日常生活中创作的日记、书信、图画、手工艺品等，也包括生活和劳动中所做的事情和生产的其他物品给出评估。被评估者的作品反映了其心理发展水平、心理特征、行为模式以及当时的心理状态等方面的内容。

心理测验法就是对被评估者的心理现象的某些特定方面进行系统的评估，如个体的能力、态度、性格、情绪状态等。由于心理测验一般采用标准化、数量化的原则，所得结果可以参照日常模式进行解释，所以可减少主观因素的影响。

常用的心理健康和精神压力测量表

心理健康和精神压力测试比较广泛，所以测量表的种类也很多，这里介绍几种经常用到的测试表。

1. 90项症状自评量表

90项症状自评量表（SCL-90），又名90项症状清单，于1975年编制，其作者是德若伽提斯。20世纪80年代引入我国，随即广泛应用，在各种自评量表中是较受欢迎的一种，与其他自评量表相比，它具有容量大、反映症状丰富、能更准确刻画患者症状特性等优点。

根据量表协作组研究体会，该量表效度好，在精神病诊断和分类神经症诊断中，能反映各类疾病的特点，可作为检测各类神经症的评定工具，已较广泛应用在心理咨询与心理治疗中。

被测者需要回答一共90项问题，包括"头痛"、"胸痛"、"对旁人责备求全"、"感到比不上他人"，甚至也有"想结束自己的生命"等，要求根据"没有"、"轻度"、"中度""偏重"和"严重"共5种程度进行选择回答。

2. 焦虑自评量表

焦虑自评量表是由美国杜克大学医学院教授William W.K. Zung编制的，主要用于测量焦虑状态轻重程度及其在治疗过程中变化情况的心理量表，经过几十年来的反复使用和验证，该量表已成为心理咨询师、心理医生、精神科大夫最常用的心理测量工具之一。

焦虑自评量表

序号	题目	没有或很少（1分）	有时有（2分）	大部分有（3分）	绝大部分或全部时间都有（4分）	评分
1	我觉得比平常容易紧张和着急（焦虑）					
2	我无缘无故地感到害怕（害怕）					
3	我容易心里烦乱或觉得惊恐（惊恐）					
4	我觉得我可能将要发疯（发疯感）					
5	我觉得一切都很好，也不会发生什么不幸（不幸预感）					
6	我手脚发抖打战（手足颤抖）					
7	我因为头痛，颈痛和背痛而苦恼（躯体疼痛）					
8	我感觉容易衰弱和疲乏（乏力）					
9	我觉得心平气和，并且容易安静坐着（静坐不能）					
10	我觉得心跳很快（心慌）					
11	我因为一阵阵头晕而苦恼（头昏）					
12	我有晕倒发作或觉得要晕倒似的（晕厥感）					
13	我呼气吸气都感到很容易（呼吸困难）					
14	我手脚麻木和刺痛（手足刺痛）					
15	我因为胃痛和消化不良而苦恼（胃痛或消化不良）					
16	我常常要小便（尿意频数）					
17	我的手常常是干燥温暖的（多汗）					
18	我脸红发热（面部潮红）					

续表

序号	题目	没有或很少 （1分）	有时有 （2分）	大部分有 （3分）	绝大部分或全部 时间都有（4分）	评分
19	我容易入睡并且一夜睡得很好（睡眠障碍）					
20	我做噩梦。					
总分统计						

注：此表中的第5、9、13、17、19题按4、3、2、1计分，属于反向计分题。

此系统的结果剖析图给出的是标准分，分数越高，表示这方面的症状越严重。一般来说，焦虑总分低于50分者为正常；50～60分者为轻度，61～70分者是中度，70分以上者是重度焦虑。

3. 抑郁自评量表

人生在世，不如意之事十之八九。有的人面对困难不折不挠、愈挫愈勇，有的人在失败后内心会产生强烈的挫败感，老是觉得自己没有能力应付外界的各种压力，具体表现出来的就是厌世、痛苦、羞愧、自卑等情绪。这种消极情绪，就属于抑郁。被抑郁情绪困扰的人常常表现为：情绪低落、思维迟缓、不愿运动；丧失兴趣、缺乏活力、不喜社交，干什么都打不起精神，对生活缺乏信心，体验不到快乐，食欲减退、失眠等。每个人或多或少都会有抑郁情绪出现，区别是时间的长短和抑郁的程度。抑郁情绪如果长时间没有排解，那么就变成了抑郁症。

据世界卫生组织统计，全球抑郁症发病率约为11%，全球约有3.4亿抑郁症患者。当前抑郁症已经成为世界第四大疾病，预计到2020年可能将成为仅次于心脏病的人类第二大疾患。

导致抑郁症的原因很多，最好的预防方法是调整好心态，养成健康的生活习惯，一旦发现自己长时间情绪不高，失眠焦虑，自卑感强烈，就应该及时就诊。

抑郁自评量表（self-rating depression scale，SDS）是一种由受检者自己进行的抑郁自我评定量表，是含有20个项目，分为4级评分的自评量表。

SDS也是美国教育卫生福利部推荐的用于精神药理学研究的量表之一，因使用简便，应用颇广。主要适用于具有抑郁症状的成年人，包括门诊及住院患者。

抑郁自评量表（SDS）

下面有20条文字，请仔细阅读每一条，把意思弄明白。然后根据您最近1周的实际情况选择适当的选项，每一条文字后面有四个选项，表示：A从无或偶尔；B有时；C经常；D总是如此。

	A	B	C	D
1. 我感到情绪沮丧，郁闷	☐	☐	☐	☐
*2. 我感到早晨心情最好	☐	☐	☐	☐
3. 我要哭或想哭	☐	☐	☐	☐
4. 我夜间睡眠不好	☐	☐	☐	☐
*5. 我吃饭像平常一样多	☐	☐	☐	☐
*6. 我的性功能正常	☐	☐	☐	☐
7. 我感到体重减轻	☐	☐	☐	☐
8. 我为便秘烦恼	☐	☐	☐	☐
9. 我的心跳比平时快	☐	☐	☐	☐
10. 我无故感到疲乏	☐	☐	☐	☐
*11. 我的头脑像平常一样清楚	☐	☐	☐	☐
*12. 我做事情像平常一样不感到困难	☐	☐	☐	☐
13. 我坐卧难安，难以保持平静	☐	☐	☐	☐
*14. 我对未来感到有希望	☐	☐	☐	☐
15. 我比平时更容易激怒	☐	☐	☐	☐
*16. 我觉得决定什么事很容易	☐	☐	☐	☐
*17. 我感到自己是有用的和不可缺少的人	☐	☐	☐	☐
*18. 我的生活很有意思	☐	☐	☐	☐
19. 假若我死了，别人会过得更好	☐	☐	☐	☐
*20. 我仍旧喜欢自己平时喜欢的东西	☐	☐	☐	☐

注：*为反向评分项。正向计分题A、B、C、D按1、2、3、4分计；反向计分题按4、3、2、1计分。总分乘以1.25取整数，即得标准分（Y）。

按照中国常模结果，SDS标准分的分界值为53分，其中53～62分为轻度抑郁，63～72分为中度抑郁；72分以上为重度抑郁。

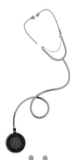

骨密度检查

小心骨质疏松盯上你

"真没想到这么倒霉，前天傍晚在小区遛弯的时候，冷不防被一个正在玩滑板车的4岁小孩撞到了，结果腿就断了。"提起自己的患病原因，刚刚从讲台上退休的田老师满腹委屈。到医院后，医生为田老师做了一个骨密度检测，结果发现他的骨密度偏低，骨头变得非常脆，类似鸡蛋壳一般已经不堪一击。

"骨质疏松症"是临床常见病及多发病，一旦患病会给广大老年人带来身体上和精神上的双重困扰。像田老师这样，这种疾病并不是一朝一夕发生的，而是长时间不良的生活习惯所积累下来的隐患。目前骨质疏松已不再是老年人的"专利"，年轻化的趋势也愈发明显。对于不少上班族来说，缺乏运动，也不经常下楼晒太阳，平时喜欢大量饮用咖啡、浓茶和碳酸饮料，过度节食减肥，这些都会让年轻人的钙质流失，患上骨质疏松。特别是女性，更容易发生骨质疏松症。

什么是骨质疏松

骨质疏松症是因低骨量和骨的微结构破坏，而导致骨强度降低，骨脆性增加，容易发生骨折的一种全身性代谢性骨病。有时候，即使是轻微的创伤或无创伤的情况下也容易发生骨折。比如，感冒咳嗽、打喷嚏、轻微创伤等都可能诱发椎体骨折。

国际骨质疏松基金会发表的一组数据显示，全球每3秒就会多一个骨质疏松患者，每3秒就会发生一起骨质疏松性骨折，1/3的女性和1/5的男性会在50岁后遭遇一次骨折。最常发生骨质疏松性骨折的部位包括脊柱、髋部和腕部，20%的髋部骨折患者会在骨折后的6个月内死亡。

骨质疏松在早期无明显的症状，悄无声息，很多患者如果不做专门检查，只能等到骨折或者身体疼痛的时候才知道。随着年龄增长，患病率亦相继上升。这种疾病还特别"偏爱"女性：女性在绝经后激素分泌锐减，这样会加速骨质流失，所以50岁以上的女性一定要引起对骨质疏松的重视。随着骨质疏松的发展，除了容易骨折，最明显的症状就是疼痛，腰背酸痛或周身酸痛；还有脊柱变形，原来挺拔的身躯变矮了，甚至变成了"罗锅"；另外，还有可能导致内脏功能障碍。

勤测骨密度预防骨质疏松

骨质疏松不是小病，所以早预防就很关键。骨密度测量能够判断出受检者是否有早期骨矿物质含量丢失及基质比例失调，能精确地判断出骨质疏松的程度，预测出是否有骨折的风险，进而做到早诊断、早预防、早治疗的目的。骨密度全称为"骨骼矿物质密度"，这里的矿物质主要是指钙质，它是骨骼强度的主要指标。骨密度检查是现代医学的一项先进技术，我国已经将其列为骨科常规检测方法。

检查骨密度的仪器是骨密度测定仪，它通过扫描的方式，对受检查者的骨矿物含量进行测定，提供有价值的可比性数据。

骨密度测定仪的种类也比较多，各有特点。其中，双能量X射线吸收法是目前世界公认的诊断骨质疏松症的测量方法。其确诊率高，检测时间短、无创伤、无痛苦，可以广泛用于骨质疏松的诊断、疗效评估、未来10年骨折风险评估、儿童骨龄测定及小动物骨密度测定等。只要把患者的前臂和足跟伸进仪器，测量时间仅需5秒，就可以准确地测量骨矿物质流失的程度，过程简单而安全。

哪些人应该注重检查骨密度

骨质疏松也是一个"隐形杀手"，要想防患于未然就应注重定期检查骨密度。35岁以上的人群，人体骨骼达到了峰值，之后人体骨矿物质丢失速度加快，如果条件允许应该每年做一次骨密度检查。有下列情形者，更要注意按时检查：70岁以上的男性和65岁以上的女性，无其他骨质疏松危险因素者；女性65岁以下和男性70岁以下，有一个以上危险因素者（绝经后、吸烟、过度饮酒或咖啡、体力活动缺乏、饮食中钙和维生素D缺乏）；有脆性骨折史或脆性骨折家族病史者；各种原因引起的性激素水平低下者；X射线显示骨质疏松改变者；接受骨质疏松治疗需要进行疗效监测者；有影响骨矿物质代谢的疾病（肾功能不全、糖尿病、慢性肝病、甲状旁腺亢进等）或服用可能影响骨矿物质代谢的药物（如糖皮质激素、抗癫痫药物、肝素等）者。

🩺 行动起来，预防骨质疏松

预防骨质疏松没有早晚，就性别而言，女性骨质疏松发病率远远高于男性，所以要特别注意。骨质疏松主要表现为背痛、身高缩短、易骨折等方面。早期因无明显不适，极易忽视或误诊。

在平时的生活中，要注意膳食结构合理，多吃含钙高的食品，如奶制品、豆类、虾皮、海带、坚果、鸡蛋、绿叶蔬菜等。不吸烟、少饮酒、少喝咖啡、浓茶及含碳酸饮料，少食动物蛋白等。特别是对于儿童、青少年来说，体内的需钙量正在增加，所以食物选择很重要。

一定要坚持体育锻炼，多晒太阳，适当的"日光浴"有利于体内钙质的吸收。对于老年人来说，仍需坚持适当运动、加强防摔措施，预防骨折；积极补充钙和维生素D；如已发现骨密度低下或患有骨质疏松症，可适当配合药物治疗，阻止钙丢失，降低骨折风险。

🩺 一分钟骨质疏松风险评估（国际骨质疏松基金会推荐）

1. 您的父母有没有轻微碰撞或跌倒时就会发生髋骨骨折的情况？

2. 您是否曾经因为轻微的碰撞或者跌倒就会伤到自己的骨骼？

3. 您经常连续3个月以上服用"可的松、强的松"等激素类药品吗？

4. 您的身高是否降低了3cm？

5. 您经常过度饮酒吗（超过安全限度）？

6. 您每天吸烟超过20支吗？

7. 您经常患痢疾腹泻吗？

8. 女士回答：您是否在45岁之前就绝经了？

9. 女士回答：您曾经有过连续12个月以上没有月经吗（除怀孕期）？

10. 男士回答：您是否患有阳痿或者缺乏性欲这些症状？

如果上面任何一条问题的答案为"是"，或者大多数的答案为"是"，就表明有患上骨质疏松的危险，但这并不证明就患了骨质疏松症，是否患有这种病症需要进行骨密度测试来得出结论。

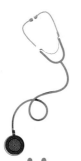

肺功能检查

胸闷气短最容易跑错科室

47岁的于师傅是一个有着近30年烟龄的大货车司机，多年来只要是在夜间开车，为了驱赶疲劳，于师傅总是烟不离手。最近两年来，于师傅总是感觉到胸闷，去心内科就诊，并未发现问题。医生建议他去呼吸科就诊。

于师傅在谈起自己的近况时无意间说了一句"上楼梯会气短"，引起了医生的注意。大夫建议于师傅做一个肺功能检查，等结果出来后发现，于师傅有中重度阻塞性通气功能障碍，被诊断为慢性阻塞性肺疾病（慢阻肺）。

于是，医生要求于师傅立刻戒烟，并给他开了治疗哮喘的药，吃了一段时间后，症状明显减轻。

在日常工作中，一个人如果经常胸闷气短可能首先到心内科就诊，但在这些科室往往诊断不出明显的疾病来。如果去呼吸科就诊做一个简单的肺功能检查后，或许会发现存在气流阻塞的改变，为慢阻肺或哮喘的确诊提供重要参考。

肺功能检查可早发现慢阻肺

慢性阻塞性肺疾病是一种具有气流阻塞特征的慢性支气管炎和（或）肺气肿，可进一步发展为肺心病和呼吸衰竭的常见慢性疾病。它的发病与有害气体及有害颗粒的异常炎症反应有关，致残率和病死率很高，全球40岁以上的人群发病率已高达9%～10%。

慢性阻塞性肺疾病是威胁人体健康的一种重要的慢性疾病，其危害程度仅次于心脏病、脑血管病和急性肺部感染，与艾滋病一起并列第4位。

肺功能检查是诊断慢阻肺等慢性呼吸系统疾病的重要检查手段，可以及早发现慢性阻塞性肺部疾病，实现早干预、早治疗。

目前很多医院或体检机构在常规体检时已经将"肺功能"作为普查项目进行检测。

对于40岁以上，或者患有哮喘、慢性支气管炎等呼吸疾病的患者，都应该每年至少进行一次肺功能检查，如果疾病病情不稳定，更需要1~2周就要检查一次。

👂 看懂肺功能检测报告

检查肺功能的仪器主要有肺量计、气体分析仪及压力计等，通过这些组合测试能够显示出肺功能的各项主要指标，如肺容量、通气量、肺弥散功能、呼吸肌肉力量、氧耗量、二氧化碳产生量等，其中肺量计在肺功能检测中最为常用。

肺容量是呼吸道与肺泡的总容量，反映外呼吸的空间，虽仅具有静态解剖意义，但其他检查指标都是在此基础进行计算或比较的。肺容量的测定指标主要由潮气量、补吸气量、深吸气量、肺活量等。

潮气量（VT）：是指平静呼吸的状态下每次吸入或呼出的气量，其正常参考值为500mL。

补吸气量（IRV）：是指平静吸气末再用力吸气所能吸入的最大气量，反映胸肺的弹性和吸气肌的力量。正常参考值为男性约2.16L，女性约1.5L。

深吸气量（IC）：是指平静呼气末尽力吸气所能吸入的最大气量，由潮气量与补吸气量组成，即IC=VT+IRV。正常参考值为男性约2.6L，女性约1.9L。当存在呼吸肌功能不全、胸廓或肺活动度减弱、气道阻塞等因素时，IC可减低。

肺活量（VC）：是指在不限时间的情况下，一次最大吸气后再尽最大能力所呼出的气体量，这代表肺一次最大的功能活动量，是反映人体生长发育水平的重要功能指标之一。正常参考值为男性约3.47L，女性约2.44L。各种肺实质病变、肺气肿、胸膜病变、胸廓畸形、呼吸肌无力或麻痹等均可导致VC减低。需要注意的是肺活量受年龄、性别、身长、体表面积等的影响，应以预计值百分率作为指标来判断。正常人群为（100±20）%，<80%为减少。

肺总量（TLC）：深吸气后肺内所含的气体总量，即等于肺活量加残气量。正常范围为男性（5.09 ± 0.87）L，女性（4.00 ± 0.83）L。肺气肿患者的TLC增加，限制性通气障碍的各种情况均可使肺总量明显降低。需要注意的是，肺总量正常不一定代表肺功能正常，因肺活量和残气量的增减可互相弥补。

烟民等几类人群应定期检查肺功能

除了有明显的哮喘、胸闷、气短等症状外，下列几类人群应该注意定期检查肺功能：有较长吸烟史的人；经常出现慢性咳嗽、咳痰、喘息症状的人；工作或生活中经常接触污染气体、粉尘，年龄大于40岁的人。对于已经确诊为慢性呼吸道疾病的患者，更是需要每隔3～6个月监测肺功能，及时了解病情进展。

怎样提高肺功能

对一般人来说，想要提高肺功能，关键在于适宜运动。适宜运动指运动方式和运动量适合个人的身体状况，动则有益，贵在坚持。运动应适度量力，选择适合自己的运动方式、强度和运动量。健康人可以根据运动时的心率来控制运动强度，一般应达到每分钟150～170次减去年龄为宜，每周至少运动3次。

而对于肺功能已经受损的人来说，根据不同的受损等级，进行相应的治疗和康复。

早期肺功能受损还没有症状的人群，也可以通过进行适当的运动来恢复受损的肺功能，比如散步、慢跑、游泳、打太极等比较平缓的运动。同时还要注意营养支持，有的肺功能受损患者体内处于高代谢状态，能量消耗比正常人高数倍。

因此，这类人群尤其是慢阻肺等慢性病患者，要少吃多餐，食物要尽量切成小块，煮的时间要略长些。可以适当地多摄入高蛋白食品，少吃产气的食物，多吃容易消化的蔬菜。

对肺功能严重损害的慢阻肺患者来说，需在医生指导下规范使用支气管扩张剂和吸入糖皮质激素来改善症状，提高肺功能。

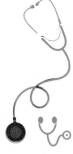

热断层扫描检查

癌症不可怕，关键要早发现

全球癌症患者和死亡病例正以严峻的形势增加，基于庞大的人口基数，目前中国新增癌症病例高居全球首位。北京市有关部门发布的数据显示，恶性肿瘤、心脏病和脑血管病为2014北京居民主要死因前三位，共占比73.2%，恶性肿瘤死亡率则连续8年位居死亡率榜首。

尽管目前尚没有医治癌症的有效药物，但是人们不必"谈癌色变"。很多癌症如果能够早期发现，早治疗的话其愈后还是比较理想的。

现在问题的关键是，能否做到早发现。大多数患者到医院去检查治疗时已经是中晚期了，失去了根本治愈的机会，那么到底有没有技术能够做到早期发现呢？回答是肯定的，随着社会的进步，通过肿瘤标志物检查、热断层扫描（TTM）等技术就可以实现癌症的早期发现。

什么是热断层扫描

热断层扫描是热断层扫描成像技术的简称，它是一种无损伤、非介入、原状、实时、原位观测细胞代谢热的功能影像技术。临床检验显示，热断层扫描检查系统对早期恶性肿瘤诊断符合率超过85%；对早期心梗、脑出血、栓塞可提出准确诊断和早期预示，其准确率可达85%以上；对甲状腺、乳腺、前列腺和妇科疾病诊断准确率可达90%以上。从医学的角度来看，疾病的变化必然有细胞代谢的变化与之对应。在疾病早期，细胞异常代谢物的累积还未形成明显形态变化时，运用CT、B超是看不见的，但细胞代谢热的变化是从一开始就发生的，并不断从病变部位向体表传递。热断层扫描技术的工作原理是利用红外探测器接收人体细胞代谢过程中产生于体表的热，通过热断层计算出热源深度、强度和形状，经计算机处理，形成对应人体内各组织器官不同深度的细胞新陈代谢相对强度的分布图，根据分布图与健康状况的对应规律，对人体状况进行综合评估，包括健康态、亚健康态、疾病态的定性定量评估。

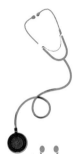

～B超检查～

输在了脂肪肝上的公务员招聘

大学毕业后，小刘进了省里的一家电视台做记者，这个职业对他来说倒是很有挑战性，但生活不规律，熬夜加班是常有的事情。两年之后，在女朋友的动员下，小刘决定换个工作，于是就参加了公务员考试。由于成绩突出，获得了面试资格。面试的时候，他的经历和学历都很符合面试单位的条件，双方谈得很投机。最后，人事部门告诉他先体检，如果体检合格，入职问题不大。

之后，小刘到这家单位的定点体检医院做了检查，然后就等着体检报告出来后，去新的单位上班。不过，命运最后跟他开了一个玩笑：在三天之后取体检报告的时候，小刘被告知他得了重度脂肪肝。按照单位的招聘条件，小刘与新工作是无缘了。

看着这份体检报告，不但小刘懊悔，连体检医生也感到惋惜：要是能及早发现，并积极治疗，很快就能恢复正常。而检测是否患有脂肪肝的方法也很简单——一个B超检查即可。

B超检查优势多

B超检查是利用超声波产生回声的原理，超声波能在一定方向上传播，而且可以穿透物体，但如果碰到障碍，就会产生回声，人们通过仪器将这种回声收集并显示在屏幕上，可以用来了解物体的内部结构，辅助诊断。B超是一个2维度的超声信息，构成平面图形，反映人体结构。

除了B超外，在医学临床上应用的超声诊断仪还有A型、M型、扇形和多普勒超声型等，B型是其中应用最广泛和简便的一种。随着彩色多普勒超声技术的产生，出现了彩超（彩色B超），即在黑白B超的基础上加上彩色多普勒。

用B超检查的时候，显示屏上可以很清楚地显示出各脏器及周围器官的各种断面图像，由于图像有实体感，接近于解剖的真实结构，所以应用B超可以进行早期明确诊断。比如，眼球诊断非金属异物时，在玻璃体浑浊的情况下，可显示视网膜及球后病变。对先天性心脏病、风湿性心脏病、黏液病的非侵入探测有特异性，可代替大部分心导管检查。它也可以应用到小血管的通断、血流方向、速度的测定。B超还能够清楚地显示胆囊、胆总管、肝管、肝外胆管、胰腺、肾上腺、前列腺等。

在孕期做B超，可以直接看到胎儿的形态、胎儿在子宫内的活动状况，羊水量的多少，胎盘的形态及位置等情况。

看懂B超体检报告

肝脏B超

正常肝脏声像图表现为：肝左叶前后径5～6cm，上下径5～9cm，肝右叶最大斜径12～14cm。大于或小于正常值为异常。

肝脏异常的检查结果常见的疾病

疾病	诊断报告	病因
脂肪肝	声像图表现为肝体积中度扩大，正常肝脏脂肪含量约占肝重的5%，当肝脏脂肪含量超过5%就称为脂肪肝	营养过度 糖尿病 高脂血症 酗酒
肝硬化	声像图表现为回声增强不均匀，肝体积缩小，门静脉增宽	是由一种或多种病因长期或反复作用形成的弥漫性肝脏损害。病理组织学上有广泛的肝细胞慢性变性、坏死，形成再生结节，结缔组织弥漫性增生、变硬
肝血管瘤	声像图表现为肝内低回声区边界不清，周边血流丰富	肝血管瘤是肝脏常见的良性肿瘤，由肝血管先天性畸形所致

疾病	诊断报告	病因
肝囊肿	声像图表现为囊肿壁菲薄、边缘整齐光滑，与周围组织境界分明。内部无回声，或仅有少量低水平点状回声	肝囊肿是常见的肝脏疾病，发病原因有先天性的，也有后天性的，多由肝内小胆管发育障碍所导致
原发性肝癌	声像图表现为巨块型、结节型、弥散型	病毒性肝炎和肝硬化、黄曲霉素、饮水污染、遗传因素、酒精以及农药污染等
转移性肝癌	声像图表现为病灶多发、大小相近，多分布在静脉侧端，病灶血供相对比原发性肝癌少，除了病灶外肝实质的背景回声可正常	可能是由消化道、肺、乳腺、肾、胰腺等器官的恶性肿瘤转移至肝脏部分所导致

提示：脂肪肝确诊后5～10年内发生糖尿病、冠心病的概率很大，不应该掉以轻心。每年的检查很重要，这是由于脂肪肝在发展成脂肪性炎、肝硬化之前还是可以逆转和消失的。

目前仅脂肪含量超过30%的脂肪肝可由B超检查检出，所以发现脂肪肝时已属严重。

胆囊B超

正常胆囊的声像图表现为：空腹时长度一般不超过8cm，前后径不超过3.5cm，囊壁厚度不超过3mm。

胆囊异常的检查结果常见的疾病

疾病	诊断报告	发病原因
胆囊结石	声像图内见强回声光团，后方伴声影，可移动	主要是胆固醇性结石或以胆固醇性结石为主的混合性结石，女性较常见
急性胆囊炎	声像图表现为胆囊体积轻度增大，胆囊壁增厚、毛糙，胆囊内有少许炎性渗出物	胆囊结石或蛔虫阻塞胆囊管、致病细菌侵入、化学刺激等

续表

疾病	诊断报告	发病原因
慢性胆囊炎	声像图表现为，胆囊壁增厚，前壁测量值大于3mm，回声较强。也可能胆囊壁增厚不明显，或测值正常，但内壁线粗糙，回声增强，甚至有声影出现，表示胆囊内黏膜慢性炎症较重，或有胆固醇沉着	胆囊的急性化脓性炎症，有可能是细菌性感染，也有可能是因为胆囊内结石所致。胆囊有结石者，一般都有胆囊炎
胆囊癌	声像图表现为胆囊壁增厚不均匀，向胆囊腔内突起，呈小结节型、蕈块型、混合型	最常见的是与胆囊结石共存，结石的慢性刺激是重要的致病因素。临床初期表现为胆囊炎、胆石症，后期表现为黄疸、发热、右上腹肿块等

胰腺B超

　　胰腺正常的声像图表现为：前后径胰头小于2cm；胰体小于1.5cm，胰尾小于1.2cm；胰腺管内径小于0.2cm。

成人胰腺厚径正常与异常值

部位	正常参考值/cm	可疑肿大/cm	异常/cm
胰头	≤2.0	2.1~2.5	≥2.6
胰体	≤1.5	1.6~2.0	≥2.1
胰尾	<1.2	1.2~2.3	>2.3
胰管内径	<0.2	0.2~0.3	>0.3

胰腺异常的检查结果常见的病症

疾病	诊断报告	病因
胰腺炎	声像图表现为胰腺胆管肿胀，胰管扩张	有水肿和坏死型两种，水肿多见，主要是因胰腺水肿、肿胀、炎症引起

续表

疾病	诊断报告	病因
胰腺囊肿	胰腺内可见多个无回声，多伴有多囊肝、多囊肾	胰腺囊肿包括真性囊肿、假性囊肿和囊性肿瘤，由先天或后天因素引起
胰腺癌	声像图表现为胰腺多呈局限性肿大，肿物边界和轮廓不整，胰腺癌内部呈实性低回声，后方回声衰减	吸烟、遗传、饮食以及其他不明性原因引起

前列腺B超

正常前列腺的声像图表现为：上下径约3cm，左右径约4cm，前后径约2cm。

前列腺检查结果异常常见的疾病

病情	诊断报告	病因
前列腺癌	主要靠直肠超声检查诊断，腹部超声检查难以早期发现。声像图表现为：前列腺癌早期增大不明显，中、晚期外腺增大不规则，两侧不对称，包膜凸凹不平。早期回声欠均匀或不均，病灶区多为低回声，边界欠清。晚期和多发结节时肿瘤边界多不清楚	前列腺癌的发生除与遗传因素有关外，还与环境、饮食习惯等有关。高脂肪饮食与发病也有一定关系
前列腺增生	声像图表现为，前列腺各径线超过正常值或明显超过正常值，左右径达到5~7cm，前后径达到4~6cm，上下径出入较大，一般在4~7cm。前列腺形态饱满，横切面呈圆形，整个前列腺呈圆球形或椭圆球形	缺乏运动，不良生活习惯，前列腺慢性炎症未治疗，或尿道炎、膀胱炎、精阜炎等疾病引起

脾脏B超

症状	诊断报告	病因
正常	声像图表现为：长度8～11cm，脾的厚度男性小于4cm，女性小于3.5cm，内部回声均匀	
脾大	声像图表现为：脾长大于11cm，脾厚大于4cm	感染性、瘀血性以及一些血液系统疾病引发
占位性病变	声像图表现各异	囊肿、血管瘤、淋巴管瘤等均为脾脏占位性表现

肾脏B超

症状	诊断报告	病因
正常	声像图表现为：肾长10～12cm，宽4～6cm，厚5～6cm。左肾略大	
肾囊肿	声像图表现为肾实质内部有单个或多个圆形或椭圆形无回声区	先天性发育不良，饮食不合理、污染以及劳累等因素引起
肾肿瘤	声像图表现为肾内低回声区，边界尚清	与吸烟、污染等有关

B超检查注意事项

在做胆囊超声检查时，前一天尽量少食用油腻的食物，检查前一天晚上9点以后不应再进食。如胆囊不显示需要复查，须禁食脂肪性食物24～48小时。

如果受检者同时还要接受胃肠或胆囊的X射线造影，超声检查应安排在X射线造影之前，或在胃肠钡餐3日之后、胆道造影2日之后进行。胰腺检查的准备工作和胆囊检查类似。单纯做脾的超声检查不需要做特殊的准备，但饱餐后脾向后上方移位，影响显像，所以应该以空腹为好。做肝脏和肾脏检查前一般无须特别准备，但最好也是空腹进行。

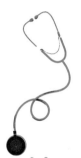

X射线检查

X射线检查会致癌是谣传

在现实生活中，由于缺乏专业知识，以及一些恐慌情绪的传染，有时候一些谬误随着社交网络的传播，能够被无限放大。"做X射线检查会致癌"就是这么一种。

在网络搜索引擎上，用"X射线"、"危害"等关键词进行搜索，就会出现诸如"医生告诫家人：千万别做X射线检查"、"慎用X射线小心致癌"等网页。

而实际上，做X射线检查时这些安全剂量的辐射对人体造成的伤害微乎其微，而且人体本身具有自我修复功能，加上患者在做检查时，医院都采取了必要的防护措施，使用最优化量，最大限度地减低辐射。

另外，如果人们总把关注点放在医学成像的风险上，那就忽略了这个事实：不做医学成像检查带来的风险更大。

认清X射线检查

X射线，又称X光、伦琴射线，是一种波长很短的电磁波，有很大的穿透能力，能使照相胶片感光。

X射线检查是传统的影像学检查手段，它应用较早、最普遍，价格也相对便宜。主要用于一些疾病的初步检查，便于发现较明显病变的组织和结构，是疾病初筛的首选检查方式。

对于有移位骨折、有骨质改变的骨病、关节部位骨性病变、不透光异物存留、心肺器质性疾病、消化系统梗阻等疾病有很好的诊断价值。

另外，X射线还能拍摄动力位相，能发现患者在改变体位时才感觉到的不适疾病，尤其是动力位片检查。

X射线检查费用低廉，射线投照量小，适合绝大多数患者的常规检查。X射线机是由高压电激发出X射线，但射线量很小，除孕妇外对身体没什么影响，不必担心。

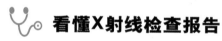 **看懂X射线检查报告**

在日常体检中，最常用到X射线的就是胸部检查。正常胸部X射线检查结果为：胸廓对称；两肺纹理清晰，肺野透亮度适当，肺内无实变影，肺门结构正常；纵隔不宽，主动脉正常，心脏大小、形态正常，两膈面光滑，肋膈角锐利。

胸部X射线检查异常常见的病症

病症	诊断报告	病因
慢性支气管炎	X射线可见肺纹理增多、增粗、紊乱模糊，扭曲变形或形成网状。肺内有时候可见小斑片状阴影	烟雾等有害气体、病毒感染、自身免疫力下降
肺部感染	X射线呈片状或大片状阴影，边缘模糊	细菌、病毒、非典型病原体所致
大叶性肺炎	X射线可见特征性的按肺叶或肺块分布的大片状模糊致密影	多种细菌均可引起大叶肺炎，但绝大多数为肺炎链球菌，其中以Ⅲ型致病力最强
肺癌	X射线可见肺门或肺内有肿块阴影，边缘一般毛躁，呈毛刺状	吸烟、肺部感染、职业和环境因素、空气污染、遗传
肺结核	X射线可见病变部位大多处于两肺尖区或两肺下叶背段，呈片状、絮状阴影或致密影	由结核分枝杆菌引起的慢性传染病。人体感染结核菌后不一定发病，当抵抗力降低或细胞介导的变态反应增高时，才可能引起临床发病

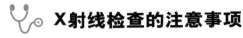

X射线检查的注意事项

女性孕期X射线照射可能引起胎儿畸形、新生儿智力低下、造血系统和神经系统缺陷，因此孕期尽量不要做X射线检查，因检查疾病原因而必须要做的，整个孕期最好不要超过两次。

在检查时，要除去有金属物质的衣物；拍摄时要处于深吸气的静止状态。

X射线机处于工作状态时，放射室门上的警告指示灯会亮，此时候诊者，一律在防护门外等候，不要在检查室内等候拍片。患者没有特别需要陪护的情况下，家属不要进入检查室内陪同，以减少不必要的辐射。

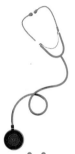

—⟋⟍CT检查⟋⟍—

头疼不止查出脑出血

吕先生去年退休，由于一直从事财务工作，退休后不久，就被原来的一家老客户聘为财务顾问，薪水比原来的事业单位翻了几番。无功不受禄，吕先生为此也是兢兢业业。

不过，由于过于劳累，吕先生的身体亮了红灯。有一天，吕先生回家后感觉头疼，并出现呕吐，于是被家人送到了医院。

吕先生自认为是感冒了，小毛病吃点药或输点液就好了，但医生却要他做一项CT检查。通过CT检查，结果让吕先生大吃一惊，他竟然患上了脑出血。最终，由于发现和治疗及时，吕先生的身体才没有大碍。

脑出血，即俗称的脑溢血，统计显示，我国每年因为脑出血死亡的患者约占全部疾病死亡的20%，严重威胁人们的健康。

脑出血现在已经不仅仅是老年人的常见病，随着生活和工作节奏的加快，患病的人群逐渐呈低龄化的趋势。对于脑出血的诊断，目前CT检查是首选。

认清CT检查

CT是"计算机X射线断层摄影机"或"计算机X射线断层摄影术"的英文简称，是从X射线机发展而来的，它明显地改善了X射线检查的分辨能力，其分辨率和定性诊断正确率大大高于一般X射线机，从而开阔了X射线检查的适用范围，大幅度地提高了X射线诊断的正确率。

CT的检查原理是用X射线束对人体的某一部分按一定厚度的层面进行扫描，当X射线射向人体组织时，部分射线被组织吸收，部分射线穿过人体被检测器接收，产生信号。

由于人体各种组织的疏密程度不同，X射线的穿透能力不同，所以检测器接收到的射线就有了差异。将所接收的这种有差异的射线信号，转变为数字信息后由计算机进行处理，输出到显示的荧光屏上显示出图像，这种图像被称为横断面图像。

CT的特点是操纵简便，对患者来说无痛苦，其密度、分辨率高，可以观察到人体内非常小的病变，直接显示X射线平片无法显示的器官和病变，它在发现病变、确定病变的相对空间位置、大小、数目方面非常敏感而可靠，具有特殊的价值，但是在疾病病理性质的诊断上则存在一定的限制。

CT与传统的X射线检查比较，CT能区分的密度范围多达2000级以上，而传统X射线平片大约只能区分20级密度。这种密度分辨率，不仅能区分脂肪与其他软组织，也能分辨软组织的密度等级。

轻松读懂CT检查报告

CT检查常用来诊断颅脑、头颈部、胸部、腹部以及脊柱、骨关节疾病，其中胸部CT检查是健康体检常见的项目之一，其报告单经常出现的结果有以下几种。

胸部CT扫描未见明显异常改变：一般认为是正常的结果。

肺内陈旧性病变（陈旧性结核并钙化）：可以理解为检查结果正常，因为陈旧的病变一般是治愈后的结果，尤其是已经发生钙化，一般不会复发。

慢性支气管炎、肺气肿、肺大泡：可以理解为有慢性或较稳定的病变，需要定期复查，并请内科医师进行综合判断。

慢性肺间质性病变、肺纤维化：可以理解为有慢性或较稳定的病变，需要定期复查，需要内科医师对肺功能进行综合评判，可以进一步检查肺功能。

胸腔积液，胸膜增厚：可以理解为有慢性或急性胸腔病变，一般多为结核性病变，需要请临床医师（呼吸科或胸科医师）进行临床综合判断，并做进一步检查确诊，及时治疗。

右（左）肺内占位性病变：需要进一步检查，确定是否有肿瘤的可能，也可能是良性的占位病变，确诊后应及时治疗，定期复查。

肺内多发结节影：有良性和恶性病变可能，需要进一步检查，明确诊断，及时治疗，定期复查。

肺内炎症：如果是急性炎症改变，肺炎的可能性大，进一步的临床诊断和及时治疗可以得到良好的结果。但有些炎症改变也有恶性的可能，尤其是老年人，肺部反复不愈的慢性炎症改变要密切注意，定期复查，及时确诊，及时治疗。

肺结核：明确诊断的，可以得到及时早期治疗。

做CT检查的注意事项

检查前须将详细病史及各种检查结果告知CT医生，如果有自己保存的X射线平片等资料需交给CT医生以供参考。

要向医生说明患者有无药物过敏情况，是否患有哮喘、荨麻疹等过敏性疾病，以使医生能注意防止造影剂过敏等危险情况。

去除检查部位衣物，包括带有金属物质的内衣和各种物品，如头饰、发夹、耳环、项链、钱币、皮带和钥匙等，因为金属会产生伪影，影响诊断。

检查前禁食4小时。如果是做腹部CT扫描，在检查前1周内不能作钡剂造影；前3天内不能作其他各种腹部脏器的造影；前2天内不服泻剂，少食水果、蔬菜、豆制品等多渣、易产气的食物。

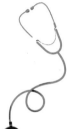

⌇⌇磁共振检查⌇⌇

磁共振成像（magnetic resonance imaging，MRI），是继CT后医学影像学的又一重大进步。其基本原理：是将人体置于特殊的磁场中，用无线电射频脉冲激发人体内氢原子核，引起氢原子核共振，并吸收能量。在停止射频脉冲后，氢原子核按特定频率发出射电信号，并将吸收的能量释放出来，被体外的接受器接收，经电子计算机处理获得图像，这就叫做磁共振成像。

由于它彻底摆脱了电离辐射对人体的损害，又有参数多、信息量大、可多方位成像，以及对软组织有高分辨力等突出的特点，从它一问世便引起各方学者的重视，无论是设备的改进、软件的更新及升级，还是对全身各部位器官的诊断作用的研究，发展相当快，目前已经成熟，被广泛用于临床疾病的诊断，对有些病变成为必不可少的检查方法。

就检查费用来说，X射线最便宜，CT次之，磁共振最贵。目前三者是不可相互替代，不是越贵的检查越能发现问题，就诊时最好了解一些检查项目的知识，以便能尽早、准确地发现问题。据不同情况（患者身体、疾病、经济等），选择做何种检查。一般对不太明白病因的患者，最好先做X射线平片，看看有没有异常；如果未发现明显异常或者发现异常而又不太清楚，再考虑进一步检查，腰椎的疾患，一般就是普通的骨科问题，如脊柱外科，诊断脊柱骨折、脊柱滑脱、脊柱畸形、脊柱失稳等疾病首选X射线平片就会解决。

读懂磁共振检查报告

磁共振检查主要用于发现软组织疾病，在骨科主要用于发现椎间盘病变、脊髓病变、半月板病变、炎性病变和出血性病变等。通过不同的处理技术能早期发现松质骨骨折如椎体骨折、骨盆骨折；早期发现炎性疾病如股骨头无菌性坏死、骨结核、骨肿瘤等。对椎间盘病变，磁共振能直接显示其变性、突出或膨出的部分，这直接体现在检查报告中。

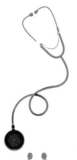

电子胃镜检查

定期做胃镜检查预防消化道肿瘤

自从退休之后，陈老先生的生活一直很规律，早晨到公园锻炼身体，吃过午饭后，午睡一个小时，起来读书看报，晚饭后牵着家里的宠物狗"巧克力"到楼下遛弯，22点准时休息。

多年来，陈老先生的身体一直没大毛病，两个星期前，儿子带着他去做了一个全身体检。陈老先生的血常规、B超、胸透、心电图检查结果都正常，连最担心的血压也是正常的。

不料，一个月后，陈老先生突然开始胃疼，起初以为是胃病，但服用了几天胃药效果不大。家人陪着他到医院做了一个胃镜检查，结果竟然是胃癌中期。这一结果，对于整个家庭来说，无疑是个不幸的消息。

胃癌与肺癌、肝癌被列为恶性肿瘤死亡前三，此类患者大多数早期症状不明显，即使有轻微不适，很多人也当成是胃病。

所以，当身体出现明显不适症状后再检查大多已经发展到了中晚期，治疗起来难度加大。

在这方面，日本做得很好，防病意识较强，他们对高危人群定期进行胃、肠镜检查，所以日本人群的消化道肿瘤发病率相对降低，即使发现，60%～70%是早期。

认清胃镜检查

胃镜是内镜中发展最快、应用最广的一种，它能在直视下对胃的所有部位从多角度进行全面检查，并能对病变部位直接进行摄影、录像、组织活检等，所以对发现早期胃癌和病变具有重要意义。

医师还可以通过胃镜作局部止血、切除息肉等治疗，也可在胃镜下应用激光、微波、高频电等治疗肿瘤。

　　不良嗜好、工作压力与遗传因素被认为是引发胃癌的主要因素，一些慢性良性胃部疾病，比如胃息肉、胃溃疡、慢性萎缩性胃炎等如果不加以治疗的话，也能够演变成胃癌。

　　所以，预防胃部疾病，在日常的生活和工作中要注意作息规律、学会解压、饮食合理、少沾烟酒等。一旦出现不明原因的腹痛、腹泻、烧心、便血、大便不规律、消瘦等症状时，一定要引起重视，去医院检查。对于40岁以上的人，如果条件允许，最好每年进行一次胃镜和肠镜检查。

看懂胃肠镜检查报告

　　普通胃镜检查虽然患者会比较难受，但对人体无害，所以受检者不必有顾虑。此外，无痛苦胃镜检查现在也越来越方便，适合所有人群。

　　做完胃镜检查后，医生会出胃镜检查报告，报告一般分为两部分：前一部分是胃镜在检查时的所见，也就是体检过程中医生通过胃镜看到的真实记录，从食管到十二指肠降部等近侧段的所有消化道部位，能检查出是否充血、水肿，有无溃疡、新生物等，通常按部位分别描写。

　　若发现有溃疡则会记下溃疡的大小、有无出血、是否可能是恶性病变等；如有新生物则会记下肿块的大小、部位、累及范围、质地、是否容易出血、有无造成胃腔狭窄等。

　　第二部分是胃镜诊断结论，多写在报告的最后。常见的诊断有食管炎、急性胃炎、慢性胃炎（包括浅表性、糜烂型、萎缩性、出血型等）、胃溃疡、十二指肠溃疡、胃癌、食管癌等。

　　有的报告还会记录有无幽门螺杆菌感染，在胃镜诊断中加上Hp（+）或Hp（-），前者表示有幽门螺杆菌感染，后者表示无幽门螺杆菌感染。

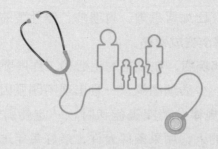

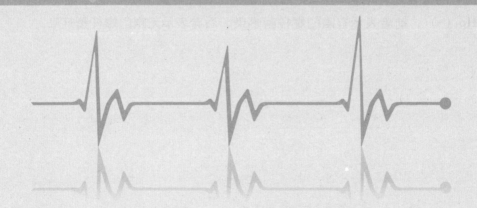

血常规检查作用大，这一针不白『扎』，

廉价的尿常规能筛选出多种潜在疾病，

粪便是胃肠疾病的『警报器』，

血型检查，危急时刻或可救命，

血脂测定，让人体高速路永葆畅通，

乙肝检查，助你远离『大三阳』，

肝功能检查，为『化学工厂』定期排雷，

甲状腺功能检查，目的是远离『粗脖子』，

免疫学检查，测试身体抗风险的能力，

肿瘤标志物检测，让『肿瘤君』滚蛋⋯⋯

唯有了解常规体检项目的作用，

才能做到检查心中有数。

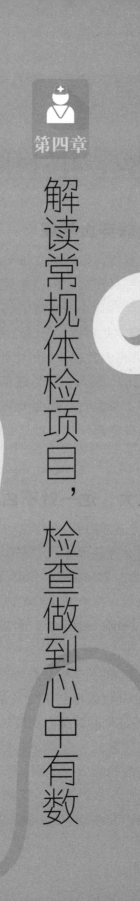

第四章

解读常规体检项目，检查做到心中有数

血常规检查，扎针并不可怕

害怕扎针，体检放弃血常规

玲玲参加工作已经 3 年多了，虽然单位每年都安排员工进行体检，但她因为害怕抽血扎针时的那种疼痛，所以连续 3 年都放弃了血常规检查。对于扎针的恐惧，这还是玲玲小时候落下的"病根"。从小玲玲的肠胃就不怎么好，但还特别喜欢吃零食，所以经常会肚子疼。

起初，家人都会带她到儿童医院就诊，医生为了确诊病情，一般都会让做个血常规化验。在2岁之前，玲玲对扎针还不太畏惧，年龄稍大点，她的痛点越来越低，几乎每次抽血时，都会大哭一场，到最后家人抱都抱不住。无奈之下，只能选择吃药治疗。就这么一路下来，对于扎针这一"劫"，玲玲是能躲就躲。

血常规检查作用大，这一针不白"扎"

实际上，血常规是医学上最常用的一种实验室检查，是医生诊断某些疾病最重要的依据。如果说心脏是人体的"发动机"，那么血液就是分布于人体全身的"物流系统"，其重量约占人体体重的7%～8%。血液由液体和有形细胞两大部分组成，血常规检验的是血液细胞部分。血液细胞有3种，分别是红细胞、白细胞、血小板，其制造者都是位于骨骼内部的骨髓。

在血常规化验单上，用各自的英文缩写符号表示这些细胞，RBC代表红细胞，WBC代表白细胞，Hb代表血红蛋白（血色素），PLT代表血小板。医生可以通过观察这3种细胞的数量变化及形态分布，判断出患者具体的疾病。比如，若白细胞的数值和分类发生变化通常是患有感染性疾病；若是血红蛋白或红细胞的检验值降低则属于贫血；有的人一旦出血就很难止得住，往往是由于血小板的减少，而血小板过多又会增加患血栓的风险。此外，有些肿瘤、变态反应性疾病也可以引起血常规检查部分数值的变化。

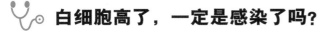 白细胞高了，一定是感染了吗？

具体来说，不同细胞的数量和形态与不同的器官关联。红细胞计数和血红蛋白测定可以及时发现与营养、消耗、遗传以及贫血有关的因素。一旦这些数值与正常值背离，就能判断出哪些器官出现了病变。比如，消化系统疾病会造成营养不良性贫血，而肾脏疾病则可导致肾性贫血，月经量过多的妇女常常发生缺铁性贫血。

血液中的白细胞，是人体内与疾病斗争的"战士"，当人的身体遭遇病菌的袭击时，白细胞能迅速反应，它通过变形而穿过毛细血管壁，集中到病菌入侵部位，将病菌包围、吞噬。白细胞的数量与细菌感染的程度呈正比，如果检测出血液中的白细胞数量明显高于正常值，尤其是中性粒细胞升高，也就意味着身体有了炎症。一般的患者因感冒、发热、咳嗽、疼痛等症状到医院看病，医生多通过白细胞数量的变化初步判断是否因细菌性感染而造成以上的临床症状。

此外，如果发现白细胞数量或形态出现明显异常，就需要进一步诊断是否患有白血病。肿瘤患者常进行放、化疗治疗，但放化疗会引起血液系统损伤的不良反应，严重者可导致骨髓抑制，进而白细胞显著减少，导致身体免疫力低下。因此，肿瘤患者需要定期检测血常规，对白细胞做到"心中有数"。

血液细胞中的血小板在止血、伤口愈合、炎症反应、血栓形成及器官移植排斥等生理和病理过程中有重要作用。血小板增多常见于慢性粒细胞白血病早期、脾切除后、急性失血、原发性血小板增多症等。血小板减少常见于原发性血小板减少性紫癜、再生障碍性贫血、急性白血病、脾功能亢进症、肿瘤患者放化疗后、药物中毒等。

哪些症状需要及时做血常规检查

血常规是健康体检的必检项目，它能发现很多人体的疾病，像上文玲玲那种为了逃避扎针而在体检中放弃血常规检查，显然是得不偿失的。此外，如果有乏力、头晕、心慌、皮肤黏膜苍白、出血、发热等情况时，都应该及时到医院做血常规检查。

尿常规检查，尿液中的秘密

头晕、乏力可能是肾脏损伤

慢性肾脏病，是指由各种原因导致的慢性肾脏结构和功能障碍。据不完全统计，中国约有1.2亿慢性肾脏病患者，其患病率为成年人群的10.8%，这也意味着每100人里面就有10.8人患有此病。这一数字可以说是相当骇人，但现实就是如此冷冰冰。

不光是中国，肾脏疾病已经威胁全人类的健康。2006年，鉴于当前全球慢性肾脏病发病率不断上升，而公众对该病的防治知识普遍缺乏，经国际肾脏病学会与国际肾脏基金联盟联合提议，决定从2006年起将每年3月份的第二个星期四确定为世界肾脏病日，目的在于提高人们对慢性肾脏病以及相关的心血管疾病和死亡率的认识，并让人们认识到慢性肾脏病的早期检测和预防是全球迫切需要解决的问题。

尽管如此，目前普通民众对肾脏疾病的知晓率依旧很低，普遍认为只有"腰痛"才是肾脏病的表现。事实是，肾脏病的发病比较隐匿，早期几乎没有任何感觉，所以容易被忽视。当患者出现水肿、头晕、乏力等症状的时候，往往已经出现较为严重的肾脏损伤了。

很多人都听说过"尿毒症"这个词，而引发尿毒症的病因中，排名第一位的就是慢性肾脏病，第二位是糖尿病。从慢性肾脏病恶化到尿毒症，短则5年，长则30年。所以，如果能定期体检，通过对尿常规和肾功能的检查，就能及早发现肾脏的病变。

简便廉价的尿常规能揭示出多种疾病

尿液是血液流经肾后，经肾小球滤过、肾小管吸收与分泌作用而形成。尿液成分及其含量的改变不仅受泌尿系统、生殖系统的影响，而且与血液循环、内分泌、消化、代谢、呼吸等系统的生理或病变有关。

尿常规检查无痛无创，简单方便，很早就作为临床上主要的医学检验方法之一，能够确定尿液之中是否存在红细胞、白细胞、蛋白质、亚硝酸盐、葡萄糖以及其他物质，从而可以揭示出许多疾病。尿常规检查通常包括尿的颜色、尿糖、酸碱度、红细胞、白细胞、蛋白质等部分。

尿液颜色

正常尿液的色泽主要由尿色素决定，其每日的排泄量大体是恒定的，所以尿色的深浅随尿量而改变，一般呈淡黄色或无色。正常尿呈草黄色，异常的尿色可因食物、药物、色素、血液等因素而变化。

尿糖

尿糖是指尿液中葡萄糖的含量，反映了在收集尿液期间的平均血糖浓度。正常人尿液中葡萄糖为阴性，尿糖阳性见于糖尿病、肾性糖尿病、甲状腺功能亢进等，此处，内服或大量注射葡萄糖也可导致尿糖阳性反应。尿糖测定目前多用试纸法，若试纸显色则表示尿糖阳性，反之不显色则为尿糖阴性。

酸碱度

正常尿为弱酸性，也可为中性或弱碱性，尿的酸碱度在很大程度上取决于饮食种类、服用的药物及疾病类型。

红细胞

正常人尿中可偶见红细胞，离心沉淀后每高倍镜视野不超过3个。若尿中出现多量红细胞，则可能由于肾脏疾病、下尿路疾病、肾外病变以及药物毒性反应等原因所致。剧烈运动及血液循环障碍等，也可导致肾小球通透性增加，而在尿中出现蛋白质和红细胞。

白细胞

正常人尿中有少数白细胞存在，离心尿每高倍镜视野不超过5个。异常时，尿中含有大量白细胞，表示泌尿系统有炎症，如肾盂肾炎、膀胱炎及尿道炎等。

蛋白质

一般认为正常人每日排出蛋白质的量为40～80mg，最多100～150mg，常规定性检测为阴性。病理性蛋白尿见于肾小球肾炎、肾盂肾炎、急性肾衰竭、高血压肾病、糖尿病肾病、妊娠中毒症、狼疮性肾炎、放射性肾炎及肾内其他炎症病变、中毒、肿瘤等。

潜血

正常参考值：阴性。临床意义：阳性，常见于泌尿系统结石、感染、肿瘤、急慢性肾炎、血小板减少性紫癜、血友病等。

 ## 尿常规检查注意事项

在做尿常规检查的时候，留取尿液不少于10mL。女性留取尿标本时应避开经期，以防止阴道分泌物混入尿液中，影响检查结果。最好留取中段尿，就是在排尿的中途取尿。

所留尿液应尽快送实验室检查，因为时间过长会有葡萄糖被细菌分解、管型破坏、细胞溶解等问题出现，影响检查结果的准确性。

预防慢性肾病要从日常做起

慢性肾病发病率越来越高，与现代人的过量饮食而缺少消耗关系很大，同时食品安全对肾脏的损害也很大。对待慢性肾病，要坚持"早预防，早发现，早治疗"的原则。对于普通人来说，应该从日常点滴做起。

1.每天充分饮水，不憋尿，保持尿路畅通，注意个人卫生避免尿路感染。

2.坚持锻炼身体，不抽烟，少饮酒，日常饮食不能过咸，不暴饮暴食进而增加肾脏负担。

3.遵医嘱用药，不滥用消炎药、止痛药及对肾脏有损害的抗生素，不乱吃保健药以及来路不明的药物。

4.控制糖尿病和高血压，血压控制不好、糖尿病太久则会加速肾脏损坏。

5.养成定期体检的习惯，注重尿常规检查，一旦发现问题要及时治疗。

粪便检查，便中探虚实

"粑粑"是胃肠疾病的"警报器"

每年单位组织体检，不少同事都自愿放弃检查大便常规。究其原因，除了样本当时不容易采集外，最主要的问题是多数人对便常规检查不重视，觉得既尴尬又没有必要。

其实，便常规检查是很多"高档"的检查所不能替代的，大便的颜色、形状、潜血等与疾病密切相关，大便常规检查也被称作消化道疾病的"警报器"。

大便常规一般能查出的常见疾病有：炎症性肠病、溃疡、肠癌、肝硬化、息肉、肠道寄生虫感染、胆道疾病引起的出血等。

大便常规检查主要是对大便中的白细胞、脓细胞、红细胞以及寄生虫卵的数量进行检查，如果数值多于或者少于正常数值，就提示可能出现了消化道细菌或寄生虫感染以及肠道肿瘤等病变。

便常规检查项目

大便颜色

正常颜色为黄色或黄褐色，婴儿粪便呈浅黄色或金黄色。灰白色大便可能是由于结石、肿瘤、蛔虫、肝炎等引起的胆道阻塞；黑色或柏油样大便常见于上消化道出血、服用活性炭或食用较多动物血、肝引起；红色大便则多是痔疮、肛裂、结肠息肉出血、结肠癌等引起。

大便性状

就是观察大便的性质和形状，正常的大便应为圆柱形，较软，异常的大便性状包括太硬、太烂甚至黏液或水状。便秘者为"硬"便，习惯性便秘为"羊粪样"；黏液稀便常见于肠壁受刺激或者发炎时，如肠炎、痢疾和急性血吸虫病等；黏液脓性血便见于细菌痢疾；酱色黏液便多见于阿米巴痢疾；水样、蛋花样的大便很可能是急性肠胃炎。

大便潜血

出现潜血的常见疾病包括肿瘤、溃疡、炎症性肠病、胆道疾病引起的出血等。大肠癌患者和1/3的腺瘤患者会有定期出血的现象，因此，发现大便潜血阳性，要进一步做胃镜、肠镜检查以明确诊断。

大便白细胞或脓细胞

正常大便中，不见或者少见白细胞，一旦白细胞或脓细胞增多说明肠道有炎症。

寄生虫检测

可在粪便中查到蛔虫卵、钩虫卵、鞭虫卵、蛲虫卵、血吸虫卵、肝吸虫卵、结肠阿米巴、痢疾阿米巴、布氏阿米巴、嗜碘阿米巴、兰氏贾第鞭毛虫、入肠鞭毛虫、梅氏唇鞭毛虫、肠内滴虫、华内滴虫、结肠小袋纤毛虫、蛔虫、蛲虫、钩虫、猪肉绦虫等。

反映消化功能状态

大便如有大量脂肪滴或肌纤维，提示胰腺外分泌功能不全。

便常规检查注意事项

检查前不要大吃大喝，不要吃鸡血、鸭血、猪血等食物，以免出现假阳性；要取早晨新鲜的大便，留样后应该尽快送去检验，不要超过2小时，否则会影响结果；在取便时应该在大便中的各个部位都少量取一些，若便中有脓血时，要采集脓血的部分。

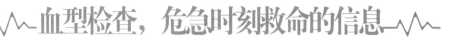

血型检查，危急时刻救命的信息

"熊猫血"集体献爱心

2015年的一天，一名德国籍男子骑摩托车在北京市酒仙桥附近和一辆轿车相撞，受伤后血流不止。被送往医院后，因该男子大量失血急需输血，而他的血型是极为稀有的A型RH阴性血，俗称"熊猫血"。

由于医院血库缺少这种血，医院随后发布了号召市民献血的通知。通知发出后，医生和这名男子的中国同事都纷纷在微信朋友圈转发，引起了很多人的关注。最后，数十名热心市民到场献血，及时满足了医院的手术要求。

随着移动互联网的推进，人们经常会在微博、微信或者QQ群上发布寻找稀有血型救命的呼吁。所以，一个人若能知道自己的血型，就能在关键时候帮助别人。

血型的奥秘

血型是根据人体血液中的红细胞表面所含抗原的差别而进行的一种分类，一般常分为A、B、AB和O四种：红细胞中含A抗原的叫A型，含B抗原的叫B型，含A和B抗原的叫AB型；不含A、B抗原，而含H抗原的称O型。另外还有Rh阴性血型、MNSSU血型、P型血和D缺失型血等极为稀少的10余种血型系统。

四种血型中，AB型的人可以接受任何血型的血液输入，因此被称作万能受血者；O型血可以输出给任何血型的人体内，因此被称作万能输血者、异能血者。

检测血型的方法是将在试管中或者在特殊试纸上混合血液的一些红细胞和抗体，如果是抗A抗体引起了血液凝结，血型就是A型；如果是抗B抗体引起血液凝结，就是B型血；若两个抗体均引起了凝结，就是AB型血；若两个抗体都没反应，就是O型血。

血型的遗传规律

血型是以A、B、O等三种遗传因子的组合而决定的，大多根据父母的血型即可判断出以后出生的小宝宝可能出现的血型。

血型通常不会改变，但是也有例外。骨髓移植会改变血型，血型会变成捐赠者的血型，因为血细胞是在骨髓中生成。

一些患有骨髓性白血病的人血型可能会因为肿瘤对血液的影响从A型变为O型。

子女与父母的血型遗传关系

父亲 \ 母亲（子女）	O	A	B	AB
O	O	A、O	B、O	A、B
A	A、O	A、O	A、B、O、AB	A、B、AB
B	B、O	A、B、AB、O	B、O	A、B、AB
AB	A、B	A、B、AB	A、B、AB	A、B、AB

体液检测，助你发现疾病信号

交警配"神器"，用唾液能查"毒驾"

随着汽车时代的到来，一个新的管理难题也出现了，那就是违章驾驶的人越来越多。为了查处违章驾驶，交管部门付出了大量的人力物力。随着毒品的泛滥，近年来查毒驾称为继酒驾之后交管部门严厉打击的一个重点。过去，检查一个驾驶员是否吸毒，采取的措施主要是尿检，这种方法费时费力。从2015年起，全国各地的交警开始使用一种"新神器"，一款名为"吗啡／甲基安非他命唾液检测试剂"的唾液测毒仪器。使用这种仪器的时候，驾驶人将唾液唾入圆形凹槽内，如果该驾驶人吸毒，中间试纸会在1分钟后变为红色，如果驾驶员没有吸毒，试纸呈原色没有变化。有了这个仪器，省时又省力。唾液的作用不单单仅此而已，除了血液、尿液外，人体分泌出的唾液、痰液、鼻涕、汗液、胃液，以及男性的精液、女性的阴道分泌物等都属于体液。随着现代医学的进步，检测这些体液不但可以帮助受检者发现患病部位，也可以提前发现疾病隐患。

唾液

唾液是口腔内唾液腺的分泌物，俗称口水，在古代还被称为"金津玉液"，它是一种复杂的混合物，不仅含有各种蛋白质，还含有DNA、RNA、脂肪酸以及各种微生物等。研究发现，血液中的各种蛋白质成分同样存在于唾液中，唾液能反映出血液中各种蛋白质水平的变化。因此，通过唾液的检测也可以进行疾病的诊断。

如果唾液发黏、舌苔呈现黄色，同时身体经常感到疲倦、想睡觉等症状，中医称为"寒湿困脾"，表示脾脏被湿气侵犯；西医则认为这是属于慢性肝炎、慢性肠胃炎会有的症状。如果是经常口干并且还伴有舌头疼痛的症状，则有可能是贫血。检测唾液还可以发现牙周疾病、腮腺炎、乙型肝炎、糖尿病等。还有报道称，英国研究人员发现，通过唾液中一种特定蛋白质的测定，可评估患者心脏病风险。2014年日本庆应义塾大学和加州大学共同研发的一种唾液测试法可查出99%的胰腺癌、95%的乳腺癌和80%的口腔癌。

痰液

痰液是气管、支气管和肺泡的分泌物，其成分大约是由95%的水和5%的蛋白质、灰尘等物质组成。检查痰液分为理学检测和显微镜检测，理学检测就是通过观察痰液的颜色、量、气味、形状等判断疾病；显微镜检测就是通过涂片染色等方式，在显微镜下观察痰液内部的细胞、结晶、病原生物等。痰液检测以选择清晨的第一口痰为宜。

痰液检测能发现呼吸道的疾病，比如黄色的痰液提示呼吸道化脓性感染，常见于化脓性支气管炎、金黄色葡萄球菌性肺炎、支气管扩张、肺脓肿等；红色或咖啡色则是因痰中含有血液或血红蛋白，常见于肺癌、肺结核、支气管扩张等；铁锈色的痰液可能是因为血红蛋白所致，多见于细菌性肺炎、肺梗死等；棕褐色的痰液常见于慢性充血性心脏病肺淤血、阿米巴肺脓肿；灰黑色痰液是由于吸入大量尘埃或长期吸烟所致，常见于煤矿工、锅炉工或大量吸烟者的痰液。如果是大量咳痰，可能为慢性炎症或空腔性化脓性病变，如支气管扩张、肺脓肿等。病程中痰量减少表示有好转；急性支气管炎、支气管哮喘及肺炎早期痰量不多。另外，血性痰具有腥味，肺脓肿及晚期肺癌患者常有恶臭味。

鼻涕

鼻腔正常时，内部仅有少量黏液，保持鼻腔内部呈湿润状态，以维持正常的生理功能。当鼻腔发生病变的时候，就会引起鼻分泌物性质和量的改变。鼻腔分泌物外溢时，称为流鼻涕。流鼻涕多见于鼻炎、鼻息肉、鼻窦炎、感冒等，疾病不同，鼻涕的颜色和量也有差异。

感冒初期的鼻涕多为清水状或黏液性，感冒后期可以出现比较浓稠的鼻涕。慢性鼻炎的鼻涕多为黏液性鼻涕，量可多可少。

过敏性鼻炎的鼻涕为流清水样涕，量较多，伴有打喷嚏，鼻痒感，可常年性发作，也可以季节性发作。过敏性鼻炎的患者可以伴有哮喘，尤其是小儿。慢性鼻窦炎的鼻涕多为黏液脓性，并且可出现双侧或者单侧鼻塞、头昏、记忆力下降等症状。单侧的鼻窦炎要考虑牙源性鼻窦炎。

鼻息肉也可以出现流清水涕，感染时可以伴有流脓涕，可出现鼻塞、头昏、记忆力下降等。如果鼻涕呈黄色水状，就要考虑鼻窦内囊肿的可能，找专科医生进一步诊断。其他原因还包括脑脊液鼻漏、萎缩性鼻炎等，后者以鼻干痂为主，鼻涕稠厚，少且臭。

胃液

　　胃液是由胃黏膜分泌细胞分泌的，查明胃液的变化对于了解胃的分泌功能，胃、十二指肠相关疾病诊断和鉴别诊断有较好的实用价值。做胃液检查的时候，为了保证检查结果的准确度，受检者应在24～72h内停止服用影响测定结果的药物；检查前一天晚上只能进食流质食物，检查前12h内不能进食或饮水。

胃液理学检查结果分析表

项目	变化	临床意义
胃液量	正常	基础胃液量为10～100mL
	增多	增多（＞100mL）：十二指肠溃疡、胃泌素瘤、胃排空障碍（如幽门梗阻）、胃蠕动功能减退、十二指肠液反流等
	减少	减少（＜10mL）：萎缩性胃炎、胃蠕动功能亢进等
颜色	正常	无色透明液体，不含血液、胆汁，无食物残渣
	浑浊灰白色	混有大量黏液所致
	鲜红血丝	多因插胃管时损伤胃黏膜所致
	棕褐色	胃内出血与胃酸作用所致，常见于胃炎、胃溃疡、胃癌等
	咖啡渣样	胃内有大量陈旧性出血，常见于胃癌、胃溃疡及糜烂性胃炎等
	黄色、黄绿色	混有胆汁。常见于插管时恶心、呕吐及幽门闭锁不全、十二指肠狭窄等胆汁反流
黏液	正常	少量、分布均匀，润滑和保护黏膜，中和、缓冲胃酸和抵抗胃蛋白酶消化
	增多	胃有炎症，特别是慢性炎症。黏液呈弱碱性，大量增多可影响胃液的酸度
气味	正常	可略带酸味，而无其他臭味
	发酵味	消化不良、胃液潴留、有机酸（乳酸、氨基酸等）增多、幽门梗阻、胃张力高度缺乏
	氨味	见于尿毒症
	恶臭味	见于晚期胃癌
	粪臭味	见于小肠低位梗阻、胃大肠瘘等

续表

项目	变化	临床意义
食物残渣	正常	空腹12h后的无食物残渣
	残渣增多	见于胃扩张、胃下垂、幽门溃疡、幽门梗阻及胃蠕动功能减退时，可呈食糜样
组织碎片	正常	无组织碎片
	有碎片	见于胃癌、胃溃疡
酸碱度	正常	pH值0.9～1.8
	胃酸减少	见于萎缩性胃炎、胃癌、继发性缺铁性贫血、胃扩张、甲状腺功能亢进等
	胃酸增多	见于十二指肠球部溃疡、胃泌素瘤、幽门梗阻、慢性胆囊炎等

汗液

汗液是人体皮肤内部的汗腺分泌出的液体，其主要成分是水，以及少量的尿素、尿酸、无机盐等，略带咸味。汗液的作用是可以调节人体的体温，调节机体水分代谢，排泄身体中产生的废物，维持皮肤酸碱性，防止侵害人体的一些细菌等。汗液的异常，也能反映出许多种疾病。

如果是大量出汗且伴有身体发热，口渴，饮水多，舌头发红，舌苔发黄等症状，多为甲状腺功能亢进。汗多，淋漓不止，并伴有面色苍白、四肢厥冷、神志不清、脉搏极弱，多见于各种原因引起的休克、急性心梗、心肌病等。汗多，伴有头晕、浑身无力、有明显的饥饿感，多由于低血糖引起，常见于一些糖尿病患者服药后或者正常人未能正常就餐，加之过度劳累引起。汗多，甚至稍做活动后更加汗多，多为体质虚弱、阳气不足而引起。在日常生活中，很多人可能听过"盗汗"这个词，盗汗是指人在夜间睡觉时会全身出汗，醒来后这种现象消失。这就好像小偷专门乘人不备的时候盗窃一样，所以称为盗汗。盗汗在中医学理论中认为阴虚的人，易产生内热，蒸发津液外泄，而导致睡觉时出大量的汗，而睡醒后阳气旺盛，所以就停止了出汗。这些患者往往还有失眠多梦、两颧发红、口干等表现。对应于西医疾病，最常见的就是结核病，包括肺结核等各种结核病。正常汗液的颜色是无色的，最常见的汗液颜色异常就是汗液发黄，也叫"黄汗"。出黄汗的人，经常还有水肿、肢体疼重，大小便不利等症状，可能是由于肝硬化所致。

精液

精液由精浆和精子组成，精子产生于睾丸，在附睾内发育成熟，为男性生殖细胞，占精液的5%左右。精浆是由男性附属腺体如精囊腺、附睾、前列腺、尿道旁腺和尿道球腺等分泌的混合液，是输送精子的必需介质，并为精子提供营养物质和能量。检查精液能够评价男性的生育功能，提供不育症的诊断和疗效观察依据，还可以辅助男性生殖系统疾病的诊断。正常精液放置一段时间，自行液化后为乳白色半透明状，久未射精者的精液可略显浅黄色。如果是黄色脓性精液，多见于精囊炎或前列腺炎。红色或酱油色并伴有大量红细胞的精液为血精，多见于精囊腺和前列腺炎症、结核、结石或肿瘤。正常人一次排精量为2～5mL，若5～7天没有射精，精液量少于1.5mL，这种情况则视为精液减少，医学上称为"少精子症"，可能是雄激素分泌不足、副性腺感染等所致。如果3天不排精液，精液量少于0.5mL，可能系逆行射精和不射精所致。如果一个人一次排出的精液量超过6.0mL，则属于"精液增多症"，精液增多意味着精子被稀释，这不利于生育，可能是由副性腺功能亢进所导致。

阴道分泌物

阴道分泌物，也叫"白带"，是女性生殖系统分泌的液体，主要由阴道黏膜渗出物及宫颈腺体、前庭大腺及子宫内膜腺体的分泌物混合而成。阴道分泌物的检查能够判断出受检者的生殖系统炎症、雌激素水平、肿瘤及性传播疾病等。为了保证检查结果的准确，做阴道分泌物检查之前，受检者应停止服用干扰检查的药物；月经期间不宜进行阴道分泌物检查；检查前24h内禁止盆浴、性交、局部用药及阴道灌洗等。正常阴道分泌物为白色稀糊状、无气味、量多少不等，其性状与生殖器充血情况及雌激素水平高低有关。如分泌物为大量无色透明黏性，多是因为服用了雌激素药物后或卵巢颗粒细胞瘤时。如果分泌物呈黄色或黄绿色的浓稠状，味臭，多见于滴虫或化脓性感染。泡沫状脓性白带，常见于滴虫性阴道炎、慢性宫颈炎、老年性阴道炎、幼儿阴道炎、阿米巴性阴道炎、子宫内膜炎、宫腔积脓及阴道异物引发的感染。分泌物呈豆腐渣样，是真菌性阴道炎的特征，患者常伴外阴瘙痒。如果分泌物带血、血量不等、有特殊臭味，可见于宫颈息肉、子宫黏膜下肌瘤、老年性阴道炎、慢性重度宫颈炎、恶性肿瘤及使用宫内节育器的副反应等。中老年女性患者，尤应警惕恶性肿瘤。

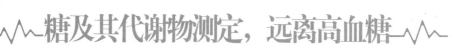

糖及其代谢物测定，远离高血糖

糖尿病吞掉社会财富1700亿

大家都知道现在患糖尿病的人越来越多，并且呈年轻化的趋势，但具体是多少，可能还缺乏概念。

根据中华医学会糖尿病学分会的调查显示，我国目前约有1.1亿名糖尿病患者，占全球糖尿病总人数的1/3，患病总人数在全世界居首位。

得了糖尿病，对于患者来说苦不堪言，对于家庭来说长期治疗要支出很大一笔。

实际上，除了家庭负担外，国家财政为此的支出也越来越多。在一项针对中国糖尿病及并发症经济负担评估中发现，81%的直接医疗费用用于治疗糖尿病并发心血管疾病。

2010年，中华医学会糖尿病学分会、国际糖尿病联合会联合发布了一项中国糖尿病社会经济影响研究，结果显示，糖尿病导致的直接医疗开支占全国医疗总开支的13%，约1734亿元，占当年GDP的0.44%。

及早干预糖代谢异常可能减少新发糖尿病和心血管事件，对财政压力也是一种减轻。

预防糖尿病，定期检测糖及其代谢物非常重要。这其中包括血葡糖糖、酮体、糖化血红蛋白的测定。

血葡萄糖

血液中的糖分称为血糖，绝大多数情况下，这些血糖都是葡萄糖，所以也叫血葡萄糖。血葡萄糖的测定分为空腹血糖测定和餐后2h血糖测定。成人空腹血糖的正常值为3.9～6.1mmol/L，儿童正常值为3.3～5.5mmol/L。

血葡萄糖的含量如果是生理性增高，多出现于餐后1～2h和情绪紧张时，但最高不应该超过10mmol/L。

血葡萄糖病理性增高的主要原因有：胰岛功能低下，胰岛素分泌不足的糖尿病；使血糖升高的激素分泌增多，如嗜铬细胞瘤、肾上腺皮质功能亢进（库欣综合征）、垂体前叶功能亢进（肢端肥大症）、甲状腺功能亢进等；中枢性疾病，如颅内压增高、颅内出血、重症脑炎、颅创伤等。

如果血糖值低于2.8mmol/L时，属于低血糖。出现低血糖生理性因素多见于饥饿、妊娠、剧烈运动后。

病理性降低的因素有：胰岛β细胞瘤，胰岛素分泌过多；降血糖药物用量过多；垂体前叶功能减退、肾上腺皮质功能减退、艾迪生病、甲状腺功能减退；长期营养不良、严重肝炎、肝硬化、糖原累积病、酒精中毒等。

糖化血红蛋白

糖化血红蛋白是人体血液中红细胞内的血红蛋白与血糖结合的产物，其含量的高低能反映患者近8～12周的血糖控制情况。

糖化血红蛋白的正常参考值是：4%～6%，说明血糖控制正常。6%～7%时，血糖控制比较理想；7%～8%时，意味着血糖控制一般；8%～9%说明控制不理想，需加强血糖控制，多注意饮食结构及运动，并在医生指导下调整治疗方案。

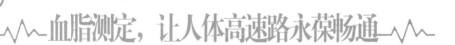

血脂测定，让人体高速路永葆畅通

夜间睡觉不关灯，当心高脂血症

日本奈良医科大学公共卫生和流行病学系的研究人员曾把528名参试人员分成两组，一组所在的卧室光照较暗，低于3lx，大致相当于天气好时黄昏的室外亮度；对照组所在卧室的光照度则超过3lx。

一段时间后结果显示，对照组受试者体内三酰甘油水平平均高出20mg/dL，体重高出约2kg，腰围大出2cm多。

血脂是血浆中的中性脂肪（三酰甘油和胆固醇）和类脂（磷脂、糖脂、固醇、类固醇）的总称，广泛存在于人体中。它们是生命细胞的基础代谢必需物质。

如果说血管是人体的一条高速公路，那么血脂高了就会引起血管的闭塞，进而引起一些严重危害人体健康的疾病，如动脉粥样硬化、冠心病、胰腺炎等。

现在，高血脂群体正逐渐呈现低龄化的趋势，特别是集中在上班族群体中。这些人生活不规律，一日三餐基本在饭馆解决，大鱼大肉，所以很容易患上高脂血症。

血脂检查，主要是对血液（血浆）中所含脂类进行的一种定量测定方法。

目前医院中开展的血脂检查，主要是对血液（血浆）中所含脂类进行的一种定量测定方法。

常用的检查项目一般包括总胆固醇、三酰甘油、高密度脂蛋白胆固醇、低密度脂蛋白胆固醇等。

总胆固醇

胆固醇广泛存在于人体内，尤以脑及神经组织中最为丰富，在肾、脾、皮肤、肝和胆汁中含量也高。

胆固醇在体内的作用是参与形成细胞膜，而且是合成胆汁酸、维生素D以及甾体激素的原料。

胆固醇在血液中存在于脂蛋白中，其存在形式包括高密度脂蛋白胆固醇、低密度脂蛋白胆固醇、极低密度脂蛋白胆固醇几种。

高密度胆固醇对血管有保护作用，通常称为"好胆固醇"。

低密度胆固醇如果偏高，患冠心病的危险因素会增加，通常把它称为"坏胆固醇"。

总胆固醇是指血液中所有脂蛋白所含胆固醇之总和。正常范围在2.8～5.2mmol/L。如果超过5.2mmol/L，可视为血脂增高。总胆固醇增高，容易引发冠心病、肾病综合征等。

三酰甘油

三酰甘油的正常范围差异较大，在0.56～1.7mmol/L。如果超过1.7mmol/L，为三酰甘油升高，是动脉粥样硬化和冠心病的危险因素。如果低于0.56mmol/L，称为低三酰甘油血症，见于一些脂蛋白缺乏的遗传性疾病或者继发脂质代谢异常，如消化道疾患、内分泌疾患（甲状腺功能亢进、慢性肾上腺皮质功能不全）、肿瘤晚期、恶病质及应用肝素等药物时。

高密度脂蛋白胆固醇

正常参考值是1.03～2.07mmol/L，其影响因素有很多，如年龄、性别、种族、饮食、肥胖、饮酒与吸烟、运动、药物等。如果低于正常参考值，可见于急慢性肝炎、糖尿病、甲状腺亢进。

低密度脂蛋白胆固醇

正常参考值为1.3～3.6mmol/L，如果高于正常值，可见于高脂血症、肾病综合征、慢性肾衰竭、肝脏疾病、未控制好的糖尿病、动脉粥样硬化等。低于正常值，可见于营养不良、急性心肌梗死。

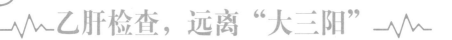

乙肝检查，远离"大三阳"

患了乙肝，被所有同学都疏远

2015年4月，某地一名19岁的女大学生在宿舍自杀，引起了全社会的热议。事情的起因是这样的，这名女生在一次义务献血的时候，被检查出是"大三阳"乙肝病毒携带者。

此后室友开始疏远她，学院让她开"乙肝病毒携带者不影响正常上学"的证明。随后，她被安排进单独一间宿舍居住。几天之后，因为不堪忍受各种压力，这名女生在单间宿舍烧炭自杀。

事件发生后，全社会的目光又一次聚焦到了"乙肝歧视"的社会现实中来。近年来，虽然国家有明文规定，乙肝病毒携带者平等享有入学、就业的权利，各级各类教育机构、用人单位在公民入学、就业体检中，不得要求开展乙肝项目检测，不得要求提供乙肝项目检测报告，也不得询问是否为乙肝表面抗原携带者。然而，"乙肝歧视"现象时有发生。

歧视，很大程度上缘于人们对乙肝的不了解。乙肝是指乙肝病毒检测为阳性，病程超过半年或发病日期不明确而临床有慢性肝炎表现者，临床表现为乏力、畏食、恶心、腹胀、肝区疼痛等症状。目前中国乙肝病毒携带者超过1亿人，是很常见的疾病。

日常工作不会导致乙肝传染

乙肝病毒是通过血液、母婴及性接触3三种途径传播，日常工作、学习等非亲密接触不会导致乙肝病毒传播。

乙肝患者通常可以分为四类，第一类是乙肝病毒携带者，他们的肝功能、乙肝病毒DNA检测正常；第二类是慢性乙肝患者，肝功能不正常；第三类是长期感染乙肝病毒后出现肝硬化、肝损害的患者，这部分人出现肝硬化、肝癌之前，肝功能正常，看上去也正常，因此常忽略常规肝脏相关体检，等出问题就医通常是肝硬化、肝癌、慢性肝功能衰竭了；第四类是乙肝病毒携带已发展到肝硬化腹水、肝癌的人。

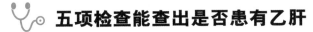 五项检查能查出是否患有乙肝

检验是否感染乙肝病毒及感染的程度，最简便的方法就是做一个乙肝五项检查，俗称"两对半"，是检查乙肝病毒感染最常用的血清学标记。乙肝五项包括：HBsAg（表面抗原）、抗-HBs（表面抗体）、HBeAg（e抗原）、抗-HBe（e抗体）、抗-HBc（核心抗体）。

乙肝五项对照表

模式	HBsAg	抗-HBs	HBeAg	抗-HBe	抗-HBc	临床判断
1	+	−	+	−	−	俗称"大三阳"，急性或慢性乙肝；病毒在复制，传染性强
2	+	−	−	+	+	俗称"小三阳"。急性或感性乙肝，传染性低
3	+	−	−	−	+	急性或慢性乙肝感染，有传染性
4	−	−	−	+	+	既往感染
5	−	−	−	−	+	既往感染，未产生抗-HBs
6	−	+	−	+	+	感染恢复期，既往感染，有免疫力
7	−	+	−	+	+	感染恢复期，有免疫力

续表

模式	HBsAg	抗-HBs	HBeAg	抗-HBe	抗-HBc	临床判断
8	−	+	−	−	−	主动免疫
9	−	−	−	−	−	病后或接种疫苗后获得免疫力

 哪些人群应该进行乙肝五项检查

通过乙肝五项检查可以了解机体是否感染乙型病毒，以及可以区分出乙肝大三阳、乙肝小三阳，对患者来说具有非常重大的意义。

健康人群一般没有进行乙肝疫苗接种时，需要检查乙肝五项，必要时进行疫苗补种。

即便是已经成功接种过乙肝疫苗的人，也不代表永远有抗体，一般3～5年需复查一次乙肝五项，如果乙肝抗体滴度小于10，需要及时接种乙肝疫苗加强针。

少数患者首先表现为呼吸道感染，甚至出现典型的病毒性肺炎症状，此时需警惕肝炎症状的出现。

如果在日常生活中经常出现疲倦乏力、食欲下降、恶心，厌油腻，食后胀满或有黄疸，口干，大便或干或溏，小便黄，头昏耳鸣，面色发黄等症状时，有必要进行乙肝五项检查，判断是否感染了乙肝病毒。

肝功能检查，为"化学工厂"定期排雷

长期服药，别忘定期做肝功能检查

爱美之心，人皆有之。最近半年来，26岁的芳芳为了减肥使出浑身解数，先是健身锻炼，但未能坚持下来；之后采取节食，但不见有什么效果。最近，在朋友的推荐下，芳芳开始吃上了一种减肥药。

为了尽快瘦下来，芳芳并没有按照说明书上的剂量服用，而是又增加了一半的药剂，终于在1个月内瘦了5kg。

效果不错，但还没来得及高兴，芳芳就连续几天觉得浑身乏力、恶心，到医院一检查，竟然是药物性肝损伤。医生告诉她，任何药物都要经过肝脏代谢，药量过大会加速肝细胞的受损。

人的肝脏就如同一个复杂的"化学工厂"，其重量占人体重的1/50～1/40，是人体内功能最复杂的器官，也是人体最大的消化腺体。由肠道吸收并通过血液输送过来的养料在肝脏里被加工转换成蛋白质、脂肪和糖类，而这些对维持生命至关重要。

定期检查可确认肝功能

肝脏也属于"沉默的脏器"，几乎不会出现自觉症状，病情会在不知不觉中恶化。正是因为如此，为了维护肝脏的健康，最佳的方法是定期给肝脏做一个肝功能检查，有病治病，无病预防。

医学实践证明，40岁以上的男性在肝癌患者中所占比例较高，所以40岁后的中年人尤其男性应每年做肝功能等检测。饮食不规律以及经常饮酒的人，容易得脂肪肝和酒精肝，此类人群也应该定期做肝功能检查。

肝功能检查和乙肝五项是两种不同的检查，乙肝五项代表的是体内病毒的感染情况，而肝功能代表了肝脏损害的状况。

肝功能检查大致可分为"血液学检查"和"形态学检查"。血液学检查就是通过化验血液来检查肝脏的受损情况，这种检查很有效，适合大多数人。

 ## 读懂肝功能检查报告

肝功能检查常测的指标是化验血液中的血清转氨酶、血清胆红素、血清蛋白、γ-谷氨酰转肽酶（γ-GT）等。

其中，血清转氨酶通常检查血清中谷氨酸氨基转氨酶（ALT）与天冬氨酸氨基转氨酶（AST），这是肝功能检查最常用的指标，当肝细胞遭到损害的时候，两个指标会升高；总胆红素主要了解有没有黄疸以及黄疸程度及类型，当胆红素偏高的患者会出现眼黄、尿黄、皮肤黄的黄疸症状；血清总蛋白（TP）、白蛋白（Alb）、球蛋白（Glo）是检测肝脏的合成功能；γ-谷氨酰转肽酶是检验肝脏病变的主要指标，此酶在急性肝炎、慢性活动性肝炎及肝硬变失代偿时仅轻中度升高。

但当阻塞性黄疸时，此酶因排泄障碍而逆流入血，原发性肝癌时，此酶在肝内合成亢进，均可引起血中转肽酶显著升高，甚至达正常的10倍以上，酒精中毒者的γ-谷氨酰转肽酶亦明显升高，有助于诊断酒精性肝病；血清胆碱酯酶也是评价肝脏合成功能的主要指标，患有一些慢性肝脏疾病时，病情越差，血清胆碱酯酶的活性越低。

除了上述这些外，有时候还用其他肝功能检查指标，如血氨（严重肝细胞损害时，血氨可升高）；凝血酶原活动度（凝血酶原活动度降低时，常反映肝细胞的损害程度）；甲胎蛋白（简称AFP，持续升高，提示原发性肝癌的可能性），以及碱性磷酸酶等指标等。

肝功能异常通常有哪些表现

肝脏是人体最大的腺体，能够助于消化，因此肝功能异常的人，一般导致消化功能异常，消化功能下降，体外表现为食欲减退、恶心、呕吐、厌油等。

肝功能异常的患者，维生素类代谢出现障碍，体外表现为皮肤粗糙、夜盲、唇舌炎症、水肿、皮肤出血、骨质疏松等。

肝功能异常的患者凝血因子合成异常，这就是为什么日常生活中，许多肝功能异常患者容易出血后造成难以止血，同时刷牙经常出血，鼻出血等的原因。肝功能异常的患者激素代谢出现障碍，体外表现为性欲减退、男性乳房发育、女性月经失调、皮肤小动脉扩张等，出现蜘蛛痣、肝掌、脸色黝黑等。

 ## 肝功能检查注意事项

肝功能检查当天必须要空腹，在检查前一天晚上要少食油腻的食物，禁止饮酒，9点之后禁止进食。在检查当天，为了确保检查结果的精确性，除了不能吃东西外，还不能大量饮水，同时也不能进行激烈的体育运动。

检查肝功能的时候，要尽量避免在静脉输液期间或在用药4小时内做肝功能检查。如果身体条件允许，最好在做肝功能检查前3～5天停药。通常用药剂量越大，间隔时间越短，对肝功能检查结果的干扰越大。

肝功能检查前若患有感冒，最好在感冒治愈后7天再做检查，因为感冒可能影响肝功能检测结果。

肾功能检测，给身体的"净水机"来个小保养

跑团"领队"竟然患上肾衰竭

霍先生是典型的IT精英，在一家位于北京中关村的互联网公司上班，年收入可观。

在工作之余，霍先生喜欢运动。由于家就住在奥林匹克森林公园附近，所以每天晚上都要去那里跑几圈。时间长了，认识了不少志同道合的跑步爱好者。于是，就组织了一个"跑团"，大家平时在一起跑步锻炼，偶尔一起聚餐谈心，很是快活。

在一个周日早晨，霍先生起床后，突然感觉胸闷得厉害，并伴有剧烈咳嗽，于是打车到医院，检查后发现他的血压达到190/105mmHg。大家开始都以为是高血压，但进一步检查后却发现是肾脏有问题：肌酐超过840μmol/L，是正常值的将近10倍，经诊断已是终末期的慢性肾衰竭。消息传出后，同事和朋友们无不为之惋惜。

肾脏好比是身体的"净水机"，每天过滤和清洁200多升血液，把有用的东西留在血液中，让代谢的废物排出体外。同时，肾脏也被称为"工厂"，它生产了很多与人体内分泌、代谢有关的激素，帮助调节血压、维持骨骼功能、生成红细胞。中医认为，肾为先天之本，是藏精之脏，主管人体生长发育、生殖繁衍等生理功能，故有"养肾就是养命"之说。

俗话说"冰冻三尺非一日之寒"，肾脏疾病也并非是说来就来，而是潜移默化，在人体不知不觉中就已经患病。起初，并没有任何不适症状，直到超过了身体的忍耐程度，才会爆发出来。而此时，病情也基本到了到了中晚期。

因此，要想早发现肾脏部位的疾病，就应该定期进行肾功能、尿常规检查。

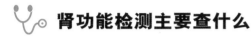

肾功能检测主要查什么

前面我们已经介绍过尿常规检测，这里重点介绍肾功能检测。常用的肾功能检测指标有血尿素氮（BUN）、血肌酐（Scr）和血尿酸（UA），也叫"肾功三项"，能够粗检出肾功能的情况。

血尿素氮，也叫尿素氮，是人体蛋白质代谢的终端产物，其在血液中的浓度取决于肾脏的排泄能力。因此，尿素氮浓度的高低在一定程度上能反映肾小球滤过功能的损害程度。

血尿素氮增高，常见于急性或慢性肾炎、重症肾盂肾炎、急慢性肾功能障碍、心力衰竭、休克、烧伤、失水、大量内出血、前列腺肥大、慢性尿路梗阻等。尿素氮浓度降低的情况较为少见，若出现这种情况，除了妊娠、蛋白质营养不良等情况外，常表示严重的肝病、肝坏死。

血清肌酐的浓度变化主要由肾小球的滤过能力（肾小球滤过率）来决定，滤过能力下降，则肌酐浓度升高。

所以，血肌酐高出正常值见于各种原因引起的肾小球滤过功能减退，如急性或慢性肾衰竭、肾小球肾炎、充血性心力衰竭、休克等。肌肉健壮的人血肌酐水平可能会在正常值范围内偏高一些，这种情况不需过分担心，定期监测即可。

而老年人、肌肉消瘦者的血肌酐水平偏低，所以一旦检测出血肌酐偏高，就要引起注意。

尿酸（UA）是体内核酸中嘌呤代谢的终端产物，血中尿酸除了小部分被肝脏破坏外，大部分被肾小球过滤从肾脏排出。正常人体内尿酸的生成与排泄速度较恒定，体液中尿酸含量变化，可以充分反映出人体内代谢、免疫等功能的状况。

临床检测尿酸浓度主要是用来进行痛风诊断、关节炎和肾功能评价。血尿酸增高的主要原因有三个：一是经常食用高嘌呤的饮食（动物内脏、鱼虾、豆腐）；二是先天的内源性嘌呤产生过多；三是肾清除血尿酸减少。

肾功能不好的人，其排泄功能差，尿中排出的尿酸少了，血尿酸就会增高。另外一些人由于基因中缺乏某些嘌呤代谢相关的酶，产生的尿酸降解减少，尿酸也会增高，这些患者的肾功能不一定有问题，但尿酸持续增高会导致肾损伤。

 ## 三类人应该重点预防肾脏疾病

预防肾脏疾病，正常人应该每年检查一次肾功能或尿常规。此外，有3类人更应该特别重视肾脏疾病的预防。

1. 有肾脏病家族史的人。如果一个家族中，有多个成员患有肾脏疾病，那么其他成员也应该对自身的肾脏关照起来。要定期检查，平时养成良好的生活习惯，少食用高嘌呤食物，多喝白开水，少饮浓茶、啤酒，不憋尿。

2. 55岁以上的中老年人。人的年龄增大，身体器官也会跟着逐渐衰老，肾功能就会减退，肾脏疾病的发病率就容易增高。此外，不少老年人还患有其他疾病，要经常服用药物，这也容易导致肾脏受损。

3. 合并有慢性病的人。近年来患有糖尿病、高血压、高脂血症等慢性疾病的人越来越多，这些疾病如果不能早期得到有效控制，常会造成肾损伤甚至尿毒症。对于这类人群来说，除了要寻求医生积极治疗外，平时的饮食要以清淡为主，不要摄入太多盐分，不吃太多含有蛋白质的食物。适当锻炼身体，调整心态。

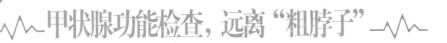

甲状腺功能检查，远离"粗脖子"

睡觉打呼噜，可能是甲状腺肿大

36岁的袁先生以前睡觉时也会打鼾，不过声音不大，不会打扰别人休息。但是从去年开始，袁先生的呼噜声是越来越大，有时候吵得妻子根本无法入睡，妻子开玩笑地叫他"呼噜娃"、"雷公"。

袁先生对此也很不好意思，所以每次因呼噜声太大被妻子推醒时，也不过分介意。

有一天，他在网上看到一则消息：打呼噜是因为呼吸系统受到了压迫，如果不及时治疗，可能会导致呼吸骤停，容易猝死。看罢这则消息，袁先生对此事还真上了心，专门去医院求诊。

医生经过详细检查发现，袁先生右侧的甲状腺有一个肿块，由于肿块较大，压迫了气道才导致睡觉时出现鼾声如雷的情况。

经诊断后，肿块为良性，医生为他做了一个小手术。此后，袁先生的鼾声果然小了许多。

甲状腺是人体最大的内分泌器官，位于颈部甲状软骨下方约2～3cm处，形状如蝴蝶，主要功能是合成甲状腺激素，调节机体代谢。它和人体的神经系统并称为"两大生物信息系统"，两者密切配合，维持着机体内环境的稳定。

甲状腺激素对机体的代谢、生长发育、组织分化及多种系统、器官的功能都有重要影响，一旦甲状腺功能出现紊乱将会引发多种疾病。

甲状腺疾病是内分泌领域第二大疾病

常见的甲状腺疾病有甲状腺功能亢进症（甲亢）、甲状腺功能减退症（甲减）、甲状腺炎、甲状腺肿大、甲状腺结节和甲状腺癌等。其中，比较常见的是甲亢和甲减，甲亢的症状表现较为明显，比如眼睛突出、凝视，心跳加快，体重异常下降，脱发等；而甲减却因为症状的隐蔽性较高，而对患者的健康造成更大的伤害。另外，人们常说的"粗脖子病"就是由于缺碘引起的代偿性甲状腺肿大，所以保证饮食中适量的碘，有助于预防与碘缺乏有关的甲状腺疾病。

目前，甲状腺疾病已经成为内分泌领域的第二大疾病，但医学界对于大多数甲状腺疾病并没有特别有效的预防方法。由于甲状腺疾病起病隐匿症状轻微，所以在定期健康体检中一定不要漏掉对甲状腺的检测。

 ## 甲状腺功能检测主要查什么

甲状腺的检测可分为甲状腺B超检查和实验室检查。甲状腺B超检查能够观察到甲状腺肿大、结节性甲状腺肿、甲状腺炎、甲状腺瘤和甲状腺癌等疾病，不过在一般的健康体检中运用比较少，主要采用的是实验室检查。

甲状腺实验室检查经常使用的是甲状腺功能六项检查（简称"甲功六项"），具体包括总三碘甲状腺原氨酸（TT3）、总甲状腺素（TT4）、促甲状腺激素（TSH）、游离三碘甲状腺原氨酸（FT3）、游离四碘甲状腺原氨酸（FT4）、促甲状腺激素（TRH）的测定。

甲状腺功能检测不仅可以检测机体甲状腺激素的情况，进而提示是否有甲亢或甲减，甚至可以用来排除下丘脑-垂体-甲状腺中枢调节环路的功能紊乱情况，以及下丘脑病变等问题。

而且TT3、TT4的增高或降低对于各种严重感染，慢性心、肾、肝、肺功能衰竭，肾病综合征，慢性肝病，蛋白质丢失性肠病，遗传性低TBG血症等都有提示作用。因此，甲状腺的检查有时可以作为其他脏器检查的辅助诊断。

 ## 哪些人群属于甲状腺高危人群

甲状腺疾病的高危人群包括：甲状腺疾病家族史；甲状腺肿大患者；甲状腺自身抗体阳性的妇女；有甲减或甲减临床变化的女性；不孕症患者；1型糖尿病和曾经进行过头颈部放射治疗的人群；肥胖症患者（体重指数大于40）；以及其他免疫疾病的人群等。

　　女性是甲状腺患病的主要人群，比男性患病概率更大。一般来说，女性最好能在发现妊娠时进行一次甲状腺功能检查，怀孕期间，每6～8周也应当进行一次甲状腺检查。

　　孕前正常的女性也可能在怀孕期间或分娩后患甲状腺疾病，一般在这段时间内应到医院检查甲状腺情况。

甲状腺功能减退症自查表

序号	症状	是	否
1	感到乏力，常常犯困，体力和精力都很不足		
2	思维迟钝，注意力难集中，记忆力下降，行动和反应变慢		
3	体重增加		
4	皮肤变得干燥，指甲变得很脆、灰白、易折断		
5	常常会觉得冷		
6	有许多负面的想法，感到情绪低落抑郁		
7	肠道功能和代谢水平好像也都运转慢了，有时候还会便秘		
8	感到肌肉和骨骼僵硬疼痛，手感到麻木		
9	血压增高或心跳变慢		
10	胆固醇水平增高		

　　注：如果你的回答有5项或5项以上为"是"，有可能你正患有甲状腺功能减退症。应到医院的内分泌科就诊。

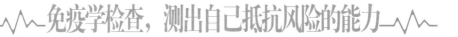

免疫学检查，测出自己抵抗风险的能力

身体抵抗疾病的最强防御线——免疫力

自从上大学以来，小静因为经常出现头疼脑热、感冒咳嗽的症状，室友们善意地叫她——"林黛玉"。意思是说，她像红楼梦中的林黛玉一样体弱多病，多愁善感。由于自己从小到大，身体一直都是如此，所以小静也就接受了同学们送的这个"外号"。

其实，这么多年来，家里人没少为小静的身体操心。小静的母亲是当地县医院的护士，为了给她治病没少下工夫，但做了不少检查，均未发现有什么大毛病。母亲就一直给小静进行中医调理，但身体还是时好时坏。后来，到省里一家大医院做了一个全身检查发现，小静经常生病，是因为自身免疫力低下所致，需要慢慢调理。

免疫力是指人体识别和消灭外来入侵的病毒、细菌等异物、维护体内环境稳定的能力。免疫力主要来源于免疫系统，由免疫器官（骨髓、脾、淋巴结、扁桃体、小肠集合淋巴结、阑尾、胸腺等）、免疫细胞（淋巴细胞、单核吞噬细胞、中性粒细胞、嗜碱粒细胞、嗜酸粒细胞、肥大细胞、血小板等），以及免疫分子（补体、免疫球蛋白、干扰素、白细胞介素、肿瘤坏死因子等细胞因子）组成。在成功识别了入侵病原体后，免疫系统能够通过产生针对病原体的"导弹"——特异性抗体来结合病原体，避免进一步损害。同时，一些细胞免疫系统还会通过直接杀死病原体所藏匿的细胞，暴露病原体而使之更容易被消灭。在一定条件下，当免疫功能失调时，会对机体产生有害的反应和结果，如引发超敏反应、自身免疫病和肿瘤等。

免疫学检测主要查什么

健康体检的免疫学检查主要是检测血液中的免疫球蛋白和补体。

免疫球蛋白（Ig）是一组具有抗体活性的蛋白质，主要存在于生物体血液、组织液和外分泌液中，是检查机体体液免疫功能的一项重要指标。人类的免疫球蛋白分为5类，即IgG、IgA、IgM、IgD和IgE，其中IgD和IgE含量很低，故我们常规所测定的Ig主要为IgG、IgA、IgM 3项。

补体（C）是存在于正常人体血清与组织液中的一组经活化后具有酶活性的蛋白质，补体系统两条激活途径中，涉及14个补体蛋白（C1～C9，及B、D、P因子）的参与。在免疫学检查中，经常会检测补体3（C3）和补体（C4）的含量。C3和C4升高见于风湿性疾病的急性期，包括风湿性关节炎、风湿热、强直性脊柱炎等；其他疾病如急性病毒性肝炎、恶性肿瘤、糖尿病、甲状腺炎、伤寒、大叶性肺炎等；此外器官移植排斥反应时C3常升高。

增强免疫力从日常生活中做起

就一个人来说，婴幼儿时期与老年时期是免疫力最为低下的阶段，前者是免疫系统发育还未完善，后者是免疫系统老化。对于中老年人来说，要提高免疫力可以从日常生活做起。

1. 多吃些抗氧化食物。人体不断产生的自由基会损害体内的细胞，使得免疫系统受到损害，而一些抗氧化的食物能够起到消灭自由基，增强人体固有的修复遗传基因能力的作用。常见的并且价格也不贵的抗氧化营养元素丰富的食物有马铃薯、绿茶、柑橘、花椰菜、牛奶、鱼、小麦、樱桃、草莓、西瓜、番茄等。

2. 每天有个好心情。人体的很多免疫器官，如胸腺、脾、淋巴腺和骨髓上，分布有神经纤维，所有神经又受大脑指挥。所以，知足者常乐，好的心态有助于促进免疫细胞数目增长，激发免疫系统的活力，从而起到充分保护机体的作用。

3. 运动适量。生命在于运动，这个道理大家都懂，可是现在，很多老年人也患上了年轻人的喜好，经常待在家里看电视、玩手机，这些都不利于身体的健康。只有适量的运动才能改善中枢神经系统功能、心脏的营养和脂质代谢，促进全身血液和体液循环以及新陈代谢，延缓机体组织的老化和免疫系统功能衰减的进程。

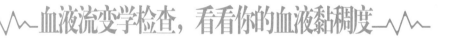

血液流变学检查，看看你的血液黏稠度

血液太黏稠，容易患病

一些人在抽静脉血化验时，看见自己的血液流入注射器的速度比较慢，而且呈深红或暗红色时，常常会问护士："我的血是不是太稠了？"这反映了人们十分关心自己的血液黏度是否正常，因为很多人都知道血液太稠可能会引起卒中等心脑血管疾病。

人们的上述医学常识是有一定科学道理的。因为血液中红细胞数量增多可导致血液颜色变成深红或暗红色，血流速度减慢，血液黏度增高。但仅凭肉眼观察血液颜色和流动速度就来判断其是否黏稠既不科学，又容易引起误解。

因为引起人体血液黏度增高的因素很多，如血液中红细胞、白细胞、血小板增多可引起血液黏稠度增高，一些大分子蛋白质，如纤维蛋白原、球蛋白、脂蛋白等增高也可引起血液黏度增高。

此外，静脉血如果含氧量低，血液可呈现暗红色，并非红细胞过多所致。所以说，要想了解自己的血液黏度是否正常，应该到大型医院检验科进行检查确定。

揭开血流变学检查的真面目

血流变检查，是研究血液的流动性和黏滞性以及血液中红细胞和血小板的聚集性和变形性等的一种检查手段。血液流变学包括全血比黏度，全血还原黏度、血浆黏度、红细胞电泳时间、血小板电泳时间、纤维蛋白原测定、血沉及红细胞变形能力等10多项指标。主要是反映由于血液成分变化，而带来的血液流动性、凝滞性和血液黏度的变化。

在正常情况下，血液在外力（血压）的作用下，在血管内流动，并随着血管性状（血管壁情况和血管形状等）及血液成分（黏度）的变化而变化，维持正常的血液循环。当血液黏度变大时，血液流动性就变差，也就最容易发生脑血栓性疾病。反之，黏度较小，流动性较好。

临床和实验资料表明，血液流变学异常是出血性脑血管病和缺血性脑血管病共同的病理基础，并与其严重程度密切相关。

长期高血压导致动脉壁内膜受损，纤维素性坏死和玻璃样改变，管壁粥样硬化，以至形成粟粒状脑动脉瘤。一旦动脉内压力骤升，超过血管壁的耐受性时，就会导致破裂出血。而血脂升高，血黏度增高，血流缓慢，红细胞变形能力降低，以及血小板、纤维蛋白原等诸因素的参与，又易形成梗死。

血流变学异常是脑血管病的发病先兆之一。经观察，有些老年高血压患者，当血液流变学指标由正常转化为多项和极度异常时，不久即发生脑血管病或心肌梗死。

对血液流变学检查提示有先兆异常者进行治疗，是脑血管病预报和预防的有效方法。

当然，如果经过血液流变学的预测结果是正常的，也不能完全排除没有发生脑血管病的可能性，应结合其他因素综合分析，绝不能把血液流变学检查指标作为预报脑血管病的唯一根据。

肿瘤标志物检测，让肿瘤君滚蛋吧

预防肿瘤，提早发现是关键

2011年，美国苹果公司的联合创始人史蒂夫·乔布斯因为胰腺癌扩散导致呼吸停止。乔布斯的去世，引起全世界的广泛关注。人们在为科技界失去一位"天才"而感到惋惜的同时，也再一次将"癌症"——这个威胁人类健康最凶狠的"杀手"推到了前台。

2012年世界癌症报告显示，每年癌症新发病例约1400万，死亡人数约800万，中国新发病例占全球新发病例的22%，死亡人数占26%，约211万人，超过全球癌症死亡人数的1/4。男性当中肺癌发病率最高，女性是乳腺癌。

癌症也叫"恶性肿瘤"，即使在科技发展如此迅猛的今天，医学界对不少癌症的发病原因依然没有明确定论，所以提前预防癌症有时候会无从下手，只能通过早期发现早期治疗来攻克。

但是，由于很多癌症在发病初期并没有特异性的症状，等出现明显不适后才去医院就诊，多数病患已到中晚期，治疗成功的概率大大降低，所以，目前最为有效的办法就是通过血液、影像学检查早期发现癌症，把其"扼杀"在摇篮中。

世界卫生组织也曾指出，如果能早期诊断并及时治疗，90%～95%的肿瘤是可以治愈的，而早发现是解决癌症防与治的关键中的关键。

在与癌症的抗争中，与乔布斯同属一个国度的美国好莱坞女星安吉丽娜·朱莉可以说是预防癌症最积极的"公众人物"。2013年5月，朱莉对外公布，通过乳腺癌易感基因检测发现，她从母亲那遗传了突变的癌症易感基因BRCA1，患乳腺癌的概率高达87%，患卵巢癌的概率为50%。她的母亲就是因为卵巢癌而早逝。为预防乳腺癌，朱莉进行了预防性双侧乳腺切除手术，术后她患乳腺癌的概率将从87%降到5%。2015年3月，在医生建议下，朱莉又进行了手术摘掉卵巢及输卵管。也就是说，两年来，为了防癌，朱莉先后切掉了乳腺、输卵管和卵巢3个器官。

认清肿瘤标志物检查

肿瘤标志物是医学家发现的可最早发现肿瘤征兆的措施。肿瘤标志物是指在肿瘤发生和增殖的过程中，由肿瘤细胞合成、释放或者是机体对肿瘤细胞反应而产生的一类物质。当机体发生肿瘤时，血液、细胞、组织或体液中的某些肿瘤标志物就可能会相应地升高。

通过肿瘤标志物的检查可以在肿瘤普查中早期发现肿瘤患者，帮助观察抗肿瘤治疗疗效以及判断预后。肿瘤标志物筛查常用血清作为筛查样本，目前主要发现的肿瘤标志物有甲胎蛋白（AFP）、癌胚抗原（CEA）、糖原125（CA125）、糖原153（CA153）、糖原19-9（CA19-9）、糖原724（CA724）、糖原211（CA211）、铁蛋白（Fer）、神经元特异性烯醇化酶（NSE）、前列腺特异性抗原（PSA）、组织多肽抗原（TPA）、糖原242（CA242）、人绒毛膜促性腺激素（HCG）、β-人绒毛膜促性腺激素（β-HCG）、性激素和甲状腺激素、甲状腺球蛋白（TG）、抗甲状腺球蛋白（ATG）、甲状腺结合球蛋白（TBG）、抗甲状腺过氧化物酶（ATPO）等。上述的美国影星朱莉就在切除卵巢和输卵管的公开日记中提到，因为家族病史，自己每年都会做血液中CA125蛋白含量的检测，这是判断卵巢癌的一项肿瘤标志物。

如果体检发现某个或某几个肿瘤标志物持续升高，那么应提高警惕，需要进一步进行CT、B超等方面的检查，特别是要通过病理检查才能明确诊断，如果只是单次轻度升高或每次检查的结果没有大的变化，就没必要那么紧张。

有的受检者对肿瘤标志物存在一定的误解：认为某项肿瘤标志物高就患了某种肿瘤了，因此带来一些不必要的恐慌。实际上某一肿瘤的诊断是根据患者的表现、实验室检查及各种影像检查后由医生综合分析后才能被确定。

哪类人最应做肿瘤标志物筛查

肿瘤筛查是通过选择特定的筛查项目，在"健康人群"中，也就是尚无明显自觉症状和明显阳性体征的人群中进行定期检查，从中发现恶性肿瘤患者。

肿瘤筛查可以起到早发现、早诊断、早治疗的作用，甚至是根治最基础的条件，这项检查对于癌症高危人群最为适合。

癌症高危群体包括：有恶性肿瘤家族史（包括三代以内的直系或旁系亲属罹患恶性肿瘤的病史）；有不良生活习惯（长期大量吸烟、长期酗酒、药物滥用、长期过度劳累、严重营养不良、偏食等）；职业因素长期接触有毒、有害物质；生存环境遭污染（化学污染、重金属污染、核污染等）；遭受特殊微生物感染（乙型肝炎病毒、艾滋病病毒、人类乳头瘤病毒、幽门螺杆菌感染者等）。

日常生活要重视癌症早期信号

预防肿瘤，除了定期体检外，日常生活中也要重视一些癌症的早期危险信号，同样有利于及早发现、及时治疗。

癌症早期危险信号有：乳腺、颈部、皮肤和舌等身体浅表部位出现经久不消或逐渐增大的肿块；体表黑痣和疣等在短期内色泽加深或变浅、迅速增大，脱毛、瘙痒、渗液、溃烂等；吞咽食物有哽咽感、胸骨后闷胀不适、疼痛、食管内异物感；皮肤或黏膜经久不愈的溃疡，有鳞屑、脓苔覆盖、出血和结痂等；持续性消化不良和食欲减退；便秘、腹泻交替出现，大便变形、带血或黏液；持久性声音嘶哑，干咳，痰中带血；耳鸣，听力减退，鼻血、鼻咽分泌物带血和头痛；月经期外或绝经后阴道不规则出血，特别是接触性出血；无痛性血尿，排尿不畅；不明原因的发热、乏力、进行性体重减轻等。

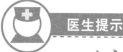
医生提示

北京市常见肿瘤基础体检项目指引

2013年5月，北京市卫生局和北京市肿瘤专家联合编写公布了《北京市常见肿瘤基础体检项目指引》，目的是为市民筛查癌症给出体检建议。该指引将人群分为女性45岁以下；女性45岁及以上；男性50岁以下；男性50岁及以上，针对不同人群给出了需检查的项目。

检查项目	女性		男性	
	<45岁	≥45岁	<50岁	≥50岁
体格检查	妇科检查（根据有无性生活史确定是否进行阴道检查）	妇科检查	—	—
	外科检查 1．颈部触诊 2．乳腺触诊 3．肛门指诊	外科检查 1．颈部触诊 2．乳腺触诊 3．肛门指诊	外科检查 1．颈部触诊 2．乳腺触诊 3．肛门指诊	外科检查 1．颈部触诊 2．乳腺触诊 3．肛门指诊
彩色超声与数字化影像	甲状腺超声	甲状腺超声	甲状腺超声	甲状腺超声
	乳腺超声	乳腺超声	—	—
	肝胆胰脾肾超声	肝胆胰脾肾超声	肝胆胰脾肾超声	肝胆胰脾肾超声
	盆腔超声	盆腔超声		膀胱超声
	正侧位胸片（DR）	正侧位胸片（DR）	正侧位胸片（DR）	正侧位胸片（DR）
	—	钼靶	—	—
血液检查	全血细胞分析五分类	全血细胞分析五分类	全血细胞分析五分类	全血细胞分析五分类
	生化全项	生化全项	生化全项	生化全项
	乙肝五项（自选）	乙肝五项（自选）	乙肝五项（自选）	乙肝五项（自选）
	丙肝抗体（自选）	丙肝抗体（自选）	丙肝抗体（自选）	丙肝抗体（自选）
	AFP+CEA	AFP+CEA	AFP+CEA	AFP+CEA
	—	—	—	PSA（父系有前列腺癌病史，40岁以上即做PSA检查）
便检	潜血试验	潜血试验	潜血试验	潜血试验
尿检	尿分析十项	尿分析十项	尿分析十项	尿分析十项
其他	TCT或巴氏涂片	TCT或巴氏涂片	—	

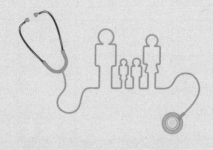

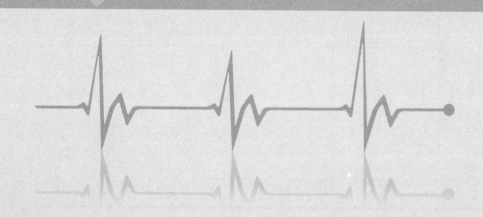

内科体检，让心肝脾肺肾来次大曝光，

外科检查，由表及里发现潜在疾患，

眼科，让你看得清清楚楚明明白白，

骨科检查，让肢体永葆灵活自如，

口腔科检查，牙好胃口才好，

耳鼻咽喉科检查，牵一发而动全身，

皮肤科检查，通过皮肤看健康，

妇科检查，让健康女人远离宫颈疾病。

体检不是项目越多越好，

更不是越频繁越好，

对病选科既有助健康，又不花冤枉钱，

拥有健康才是人生赢家！

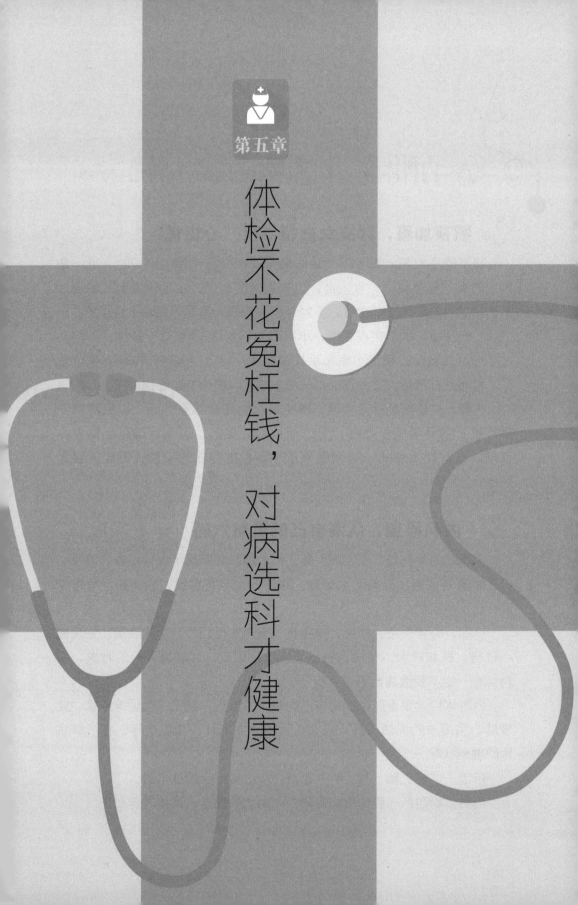

第五章

体检不花冤枉钱，对病选科才健康

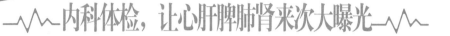

内科体检，让心肝脾肺肾来次大曝光

熬夜加班，28岁女白领半夜"心慌慌"

28岁的小岩在一家专门为金融机构设计交易软件的公司的上班，是典型的女"程序猿"，收入高，但加班强度也大。由于快要到"婚期"了，为了能安心地度个蜜月，小岩连续两周每天都加班到晚上11点多。

一天夜里，由于实在太困，小岩不知不觉喝了3杯咖啡提神。不料，过了一会儿竟然出现了心慌和手抖的症状，自己根本控制不住。情急之下，给男友打电话，之后被送到医院急诊室，被检查出心律失常。

所幸，其他部位并无大碍，医生建议她请假休息几天，以后注意不要熬夜，另外要减少咖啡、可乐等饮料的摄入，否则病情还会复发。另外，这次突发疾病，也暴露除了小岩心脏存在的问题，因此还要定期检查。

内科检查，认清自己的五脏六腑

人体的主要脏器，心、肝、脾、胃、肺、肾都属于内科检查的范围。内科检查是健康体检的必检部分，这部分也非常重要，它能初步筛查和诊断出不少疾病。

比如，心律失常、肺炎、胸膜炎、支气管炎、心肺功能衰竭、先天性心脏病、肝和脾大、贫血、黄疸等疾病。因此，在健康体检的时候，内科检查一定不要遗漏或者"弃检"。

内科体检主要是医生运用自己的视觉、触觉、听觉、嗅觉等感官，或借助一些简单的评估工具，比如听诊器、血压计、体温表等，来了解肌体的健康状况。

所以，"视、触、叩、听"也是一个内科医生的基本功。

内科体检包括一般体检和身体各个系统的检查，具体内容如下。

一般检查：主要检查受检者的心率、脉搏、呼吸、血压等，这主要通过仪器以及医生的感官来评定。心率是测量每分钟心跳的次数，正常心率为每分钟60～100次，老年人的心率会慢一点。心率过慢的人，常见于冠心病、心肌炎等。

正常呼吸是每分钟16～20次，在平静状态下每分钟呼吸频率超过24次，有可能是缺氧、体温增高、心肺疾病、严重贫血等。当每分钟少于12次，常见于呼吸中枢受到抑制、昏迷。

正常人的脉搏和心率是一致的，成年人正常脉搏是60～100次/分钟，平均72次/分钟，婴儿可达130次/分钟。成年人的心率大于100次/分钟，称为心动过速；小于60次/分钟，称为心动过缓。如果脉搏搏动均匀，说明心脏情况基本正常。如果脉搏搏动不均匀，或搏动频率超出正常范围，需要引起高度重视，必要时去医院检查。

心脏检查：心尖搏动、心界大小、心率快慢、节律是否整齐、有无心脏及血管杂音、心包摩擦音。心脏检查主要是关注心界有没有扩大，心尖冲动位置是不是正常，心音强弱、心率快慢有没有改变，心律是否整齐，各瓣膜区有无杂音。

呼吸系统：主要检查胸部呼吸音、肺肝界、呼吸频率快慢，有无干湿性罗音及胸膜摩擦音。这部分的检查主要是医生通过听诊器听诊的方式，诊断两肺是否为清音，有无浊音、实音、鼓音或过清音。肺下界有无上下移动。

消化系统：腹部有无压痛，肝、脾的大小、有无包块及移动性浊音、肠鸣音是否正常。这部分检查是医生通过按压等触诊方式，诊断腹部是否平坦、有无隆起或凹陷、有无腹壁静脉曲张，有无压痛与反跳痛，有无包块等。如果能触及肝、脾时，应注意肝、脾的大小、硬度，表面是否光滑，有没有压痛等。

神经系统：意识状态是否清晰、语言是否流利、脑神经系统检查、肌力、肌张力、生理反射是否正常、有无病理征。

其他情况：巩膜有无黄染、结膜是否红润、眼睑及双踝部有无水肿。

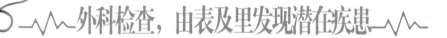

外科检查，由表及里发现潜在疾患

乳腺癌威胁北上广女性

2015年1月，著名青年歌手姚贝娜罹患乳腺癌不幸离世，引发全社会的广泛关注。近年来，乳腺癌遥遥领先于肺癌、甲状腺癌、结直肠癌等癌种，一直高居女性癌症发病榜之首。

2013年的中国肿瘤登记年报显示，我国每年新发乳腺癌病例约21万，并以每年2%的速度递增，成为城市中发病率增长速度最快的癌症。乳腺癌位列上海、北京、天津、广州等城市女性恶性肿瘤发病率第一位，乳腺癌已成为严重影响女性健康和幸福的一类疾病。

乳腺癌发病率的快速增长与当今人们的生活方式、膳食结构单一、肥胖等因素有关。定期体检和自检是防治乳腺癌的关键。乳腺是女性第二性腺器官，看得见，摸得到，诊断不难。医生建议35岁以后的女性，应该在每次月经结束后进行一次自我乳房触摸检查，站在镜子前自查乳房的以下情况：双侧是否对称，有无局部隆起和凹陷，皮肤是否有红肿、破溃，乳头的形态等。

在体检中，乳房的检查属于外科检查项目，有经验的医生通过触诊即可诊断病情。

外科检查，预防肿瘤的"前哨战"

外科检查能通过外在的表现发现体内所潜藏的疾病，主要是通过触摸淋巴结、甲状腺、脊柱、皮肤等来发现有无病变。尤其是肛门指检，也就是触摸肛门，这是发现前列腺肥大、痔疮以及肛肠方面肿瘤的最佳方法。

外科检查的项目主要有以下几方面。

1. 一般检查：主要包括发育、营养、体态、皮肤、面容、表情、步态等观察。如肿瘤患者可能出现消瘦、贫血貌、精神状态差等。脊柱及四肢疾病可能表现为步态改变、跛行等。

2. 颈部检查：淋巴结、甲状腺、气管及颈部血管观察。人体的淋巴结大约有700个，临床上只能检查身体浅层的淋巴结。一般淋巴结的直径为0.5～1.0cm，如果发现淋巴结肿大，多见于炎症。如果颈部多个淋巴结肿大、质地硬，与周围组织粘连，不易推动，压痛不明显，应注意查甲状腺、腮腺、鼻咽部、颌下腺以排除转移的肿瘤。颈部检查要注意颈部直立对称，颈部血管无异常隆起、包块。

3. 皮肤、体表及浅表淋巴结检查：皮肤颜色、弹性、光泽，是否存在瘢痕及其他改变。颌下、颈部、锁骨上下、腋窝、腹股沟等处淋巴结是否有肿大。

4. 胸部及乳腺检查：检查胸部是否有畸形、胸廓活动度及心肺情况。乳腺检查主要观察乳腺发育情况，是否对称，是否存在畸形，同时进行乳腺触诊检查。

5. 脊柱、四肢检查：观察脊柱生理弯曲、活动情况，是否存在畸形及侧弯。四肢发育、活动情况，观察是否存在畸形、水肿及血管曲张。

6. 腹部检查：腹部是否有畸形、是否有压痛，肝、胆、脾是否大，腹部有无肿块，有无腹臀疝及腹股沟疝存在。

7. 肛门检查：包括肛门外观检查、肛门指检、前列腺及肛门镜检查。肛门检查的目的有以下三个。

（1）检查肛门、直肠四壁有无肿块、波动感、直肠狭窄、慢性肛瘘、肛周脓肿或坐骨直肠窝脓肿等。

（2）前列腺检查：应先询问受检者是否检查前列腺特异抗原，如有应先抽血，再行外科检查。前列腺触诊应检查前列腺的大小、形状、质地、压痛、表面光滑度等。除有病变者，精囊一般不易触之。

（3）前列腺增大程度的描述

Ⅰ度增生：前列腺较正常增大1.5～2倍，中间沟变浅，突入直肠高度为1～2cm。

Ⅱ度增生：腺体中度增大，大于正常2～3倍，中央沟消失或略有突出，突入直肠高度2～3cm。

Ⅲ度增生：腺体增大严重，突入直肠高度3cm以上，中央沟明显突出，检查时手指不能触及上缘。

8.外生殖器检查：男性体检者包括外观检查，阴茎、阴囊及睾丸、附睾触诊。女性体检者则进行妇科专科检查等。

吃好睡好，远离乳腺癌

除了定期体检，及早发现病情外，预防乳腺癌应该建立起健康的生活方式。

研究发现，经常加班熬夜的女性患乳腺癌的概率会比正常人群提高40%。原因是，晚上开灯后的光照会消减人体内分泌褪黑素的自然周期，使得有抗氧化、抑制癌变细胞作用的褪黑素分泌减少。所以，要想乳房好，一定别熬夜。

健康的饮食是人体抗癌的最佳力量之源，女性要拒绝食用单一的食物来源，多吃鱼、白菜、豆制品、玉米、食用菌类、海藻类、大蒜、番茄、橘类与浆果类水果等健康食物；不要乱吃保健品，不喝酒，少喝咖啡、可乐。

运动不但能保持体形完美，还有助于降低乳腺癌的发生。美国国家癌症协会会刊上曾发表了一项研究报告，运动可以使更年期前后妇女乳腺癌的发病率减少60%。

适时给乳房"松绑"。据美国癌症研究中心的一项调查显示：与只戴短时间或者根本不戴胸罩的女性相比较，那些每天戴胸罩12小时以上的女性患乳腺癌的概率高出了21倍。

原因是，胸罩勒紧胸部影响到乳房部分淋巴液的正常流通，有害物质难以及时清除，最终久患成疾。

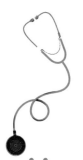

━◇◇◇眼科，让你看得清楚明白━◇◇◇

经常玩手机，当心青光眼

吴女士退休已经3年多了，晚上吃过晚饭的时间大多是看看电视剧。可自从前年开始，吴女士换了一部智能手机，并学会了上网看电影、发微信，这下对手机的爱好愈发不可收拾。

特别是通过微信，吴女士竟然将40多年前上山下乡的知青姐妹都找到了，一帮人在微信圈里聊得不亦乐乎。每天吃罢晚饭，吴女士躺在床上不是聊微信，就是看电影，直到很晚。

突然有一天，吴女士的眼睛就开始红肿、胀痛、看不清东西，头也痛了起来，出现恶心呕吐的情况。吴女士最初以为是感冒了，吃了药不见好。

于是，到医院去做了检查，医生告诉她，她的眼轴特别短，属于很容易诱发青光眼的人群，连续玩微信，让她青光眼发作了。

青光眼属于一种终身性疾病，若是诊治不当，还会导致失明。虽然目前的医学手段不能彻底治愈，但早期发现，通过治疗是完全可以控制病情加重的。

爱护眼睛，定期做个检查

眼睛是心灵的窗户，生活中的一些美丽事物都需要眼睛去发现。在健康的时候，可能会不觉得视力有多重要，一旦出现病变，就会后悔当初不懂得好好保护。我们可以设想一下自己，忽然失明，什么都看不见了，那样的生活是多么的无趣。因此，定期给眼睛做一个检查，是预防各种眼疾的必要条件。

眼科检查一般是在自然光线下用望诊和触诊的方式进行，所查的项目包括远视力、近视力、色觉、眼睑、眼球、泪腺等。

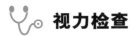

视力检查

（1）远视力检查：一般用标准视力表（需放在光线充足或用人工照明处）或灯箱视力表。要求被检查者距离视力表5m远，并使视力表1.0这一行与被检眼处于相同高度。分别检查两眼，从上至下指出视标开口方向，每个视标指认时间不超过3秒，正常远视力标准为1.0。

（2）近视力检查：在充足照明下将标准近视力表放置距眼睛30cm处。分别检查双眼，如患者有屈光不正，可以自行调整距离，并把改变后的距离同视力一同记录，例如Jr1（20cm）。

正常近视力为Jr1或1.0。老年人的视力比年轻人差一些，这是正常现象。据统计，50～56岁的正常老人约98%的视力在0.8或以上，65～75岁的约有90%的视力在0.8或以上而到80岁或以上一般视力都有不同程度的下降。

色觉检查

测试分辨颜色的能力。某些行业或工种要求必须有正常的色觉，这也是就学前体检的必需项目。

眼睑检查

一般是在自然光线下用望诊和触诊检查。主要观察：

眼睑有无先天异常，如眼睑缺损、睑裂狭窄、上睑下垂等；

眼睑皮肤有无异常，如红、肿、热、痛、皮下气肿、肿块等；

眼睑的位置有无异常，如比较双侧睑裂的宽窄，有无眼睑内外翻；

睑缘及睫毛有无异常。

泪器检查

泪器包括泪腺、泪道两部分。检查泪腺区有无肿块，注意泪点位置有无内外翻及闭塞，泪囊区有无红肿、压痛和瘘管，挤压泪囊时有无分泌物自泪点溢出，并通过器械检查泪液的分泌量，泪道是否狭窄及阻塞。

结膜检查

观察结膜的颜色，光滑透明度，有无充血水肿、乳头增生、滤泡、瘢痕、溃疡和新生肿块等。

眼球及眼眶检查

检查时应注意眼球的大小、形状位置和眼球的运动，有无不随意的眼球震颤。

眼球前段检查

包括角膜、巩膜前段、前房、虹膜、瞳孔、晶状体的检查。

如何延缓视力下降

让眼睛适当休息，若连续盯着电子屏幕或者看书1小时，要尝试着做一些眼球运动，例如向上望呼一口气，再将视线移回中间，吸一口气，如此运动约重复3回，最后再继续进行下面、左边及右侧重复相同动作。

一天早晚两次，有规律地运转眼球和平视远处的高楼、山峰、树木等景物，这样可以调节眼肌和晶状体，减轻眼睛的疲劳，改善视力。

注意用眼卫生习惯，比如过度疲劳、脏手擦眼、卧床看书、车上阅读电子书等都容易引起视力下降。

注意饮食的选择和搭配，在缺乏维生素A时，眼睛往往感到发干、发涩，容易疲劳，严重时眼白表面干燥、皱缩，甚至导致角膜溃疡。

偏食的人发生近视的概率比较高，所以要多吃含有维生素及微量元素丰富的食物，如鱼类、豆类、各种新鲜蔬菜、水果、猪瘦肉、鸡肉、蛋类和食用菌。

口服一些有明目作用的保健品或药物，如枸杞子、鱼肝油丸等。

最后，如果视力下降要佩戴眼镜，一定要到正规眼镜店，找专科医师验光后再配镜，切莫自行购买眼镜佩戴。

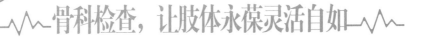

骨科检查，让肢体永葆灵活自如

岁月带走了母亲的黑发，也带走了身高

"当你老了，头发白了，睡意昏沉；当你老了，走不动了，炉火旁打盹，回忆青春……"每次听到这首歌的时候，文文总会变得很伤感，不由得想起自己的父母。作为一个在上海打拼的"漂一代"，每年也回不了几次老家。每次回去，除了浓浓的亲情外，让文文感受最深的是父母一年比一年老了。除了他们头上的白发、脸上的皱纹增多外，还有他们日益变驼的身躯以及缩小的身高。

老年人变矮是人体老化后的自然现象，其原因包括肌肉流失、足弓变平和腰椎间盘的体液流失。

但是，如果身高"缩水"严重，就要检查是否有骨质疏松、腰椎间隙变窄、肌肉萎缩等病变。对于老年人来说，健康体检中的骨科检查就显得特别重要。

骨科检查，检视脊柱和四肢的发育度

在健康体检中，骨科检查的主要项目是脊柱以及四肢与关节部分。

脊柱是支承体重，维持躯体各种姿势的重要支柱，并作为躯体活动的枢纽。脊柱由26块脊椎骨合成，即24块椎骨（颈椎7块、胸椎12块、腰椎5块）、骶骨1块、尾骨1块，由于骶骨是由5块骶椎组成，尾骨由4块尾椎组成，因此正常脊柱也可以说由33块骨组成。脊柱出现病变时的表现为局部疼痛，姿势或者体型出现异常以及活动受限等。

做脊柱检查的时候，受检者需充分暴露背部，分别进行立位、坐位、蹲位及卧位的检查；检查脊柱运动时，应小心缓慢，严禁急速或剧烈的运动检查。

脊柱弯曲度

正常脊柱的四个生理弯曲，颈段稍向前凸；腰段明显前凸；胸段稍向后凸；骶椎则有较大的后凸。直立时，正常脊柱无侧弯；病理时可出现后凸、前凸及侧凸。

脊柱运动度

颈、腰段活动度大，胸椎的活动度极小，骶椎几乎不活动。正常时颈段可前屈后伸各45°，左右侧弯45°，旋转60°。腰段在臀部固定的条件下可前屈45°，后伸35°，左右侧弯30°，旋转45°。

脊柱压痛与叩击痛

1.直接叩击法：用手或叩诊锤叩击检查部位，观察受检者有无疼痛。

2.间接叩击法：受检者端坐，检查医师用左手掌置于受检者头顶，以右手半握拳叩击左手背，观察受检者有无疼痛。正常人脊柱无叩击痛。

四肢关节

检查方式以视诊、触诊为主，辅以必要的叩击。主要是检查四肢的骨骼和肌肉的发育状况，并与对侧比较，如果发现异常，须做进一步检查。

1.关节及四肢形态：检查时应充分暴露被检查部位。检查四肢及各部位关节及有无畸形或形状改变，有无红、肿、热、痛、结节等。

2.关节及四肢运动功能：主要观察姿势、步态及肢体活动情况，确定有无功能障碍。

3.其他方面：尚应检查肢体有无水肿，有无静脉曲张，有无色素沉着或溃疡。

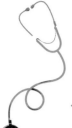

口腔科检查，牙好胃口才好

牙齿的"防未病"尤为重要

据中华口腔医学会《城市居民饮食与口腔护理习惯调查报告》，在北京、上海、广州、成都等城市，每年进行1～2次口腔检查的居民仅为25.7%，60.9%的居民牙齿出现了问题才会去检查，而13.4%的居民表示即使牙齿有问题了也不去检查。此外，学生家长口腔预防意识的缺失也对孩子有直接影响，62.8%的儿童只有在牙齿有问题后才会在家长陪同下进行检查。

报告指出，目前我国居民饮食习惯已经进入"多餐时代"，超过七成的居民一日四餐，从而增加了牙齿患病的风险。然而，近六成居民没有餐后及时清洁口腔的习惯。

世界卫生组织提出口腔健康的标准是"牙齿清洁、无龋洞，无疼痛感，牙龈颜色正常，无出血现象"。而常见的口腔疾病有龋齿、牙周病、错颌畸形、口腔黏膜病、口腔癌等，而这类口腔疾病就是牙病发生早期都没有明显的症状，而是在患者不知不觉中悄悄地破坏患者的口腔，待症状明显时，往往疾病已到达中、晚期。

而对于中老年人，牙痛更是影响他们生活质量的常见因素。大多数患者都是因牙疼得受不了才到医院看医生的，其实这时已错过了最佳治疗时机。

为防患于未然，定期给口腔做全面的健康检查非常必要，口腔健康检查可以起到没病防病、有病早期治疗的效果。

口腔检查，一目了然

口腔科常见的检查项目有：口唇、口腔黏膜、牙齿、牙周、颞颌关节、舌、腮腺。

唇：口唇颜色，有无水肿，有无疱疹，有无口角糜烂及口角歪斜。

口腔黏膜：色泽，有无色素沉着，黏膜下有无出血点及瘀斑，有无溃疡、角化、瘢痕等。

牙齿及牙周视诊：牙列的完整性，牙列有无异常，牙齿缺失的数目、与邻牙接触的情况，以及上、下牙列的咬合关系是否正常。观察牙体的颜色、光泽、形态（包括肿胀、萎缩等），牙龈色泽、有无红肿、溃疡、溢脓，牙龈有无增生或萎缩，牙周有无漏管、有无牙石。

牙齿及牙周探诊：用探针检查牙齿的邻面、咬合面窝沟及修复体边缘是否有龋齿发生，牙齿松动度（Ⅰ、Ⅱ、Ⅲ度），用探针探测牙周袋的位置和深度。

牙齿及牙周叩诊：用口镜或镊子柄的末端，向牙齿的切缘或咬合面，垂直和侧方轻轻叩打。注意有无叩痛及疼痛的程度。

牙齿及牙周扪诊：有根尖周围病的，牙根尖部牙龈处扪诊，是否有压痛和波动。牙周病患处的龈缘扪之有无脓液溢出。

颞颌关节功能视诊：注意张口度（<4cm、>2cm）、开口型（张口时下颌有无偏斜、摆动及绞痛）。

颞颌关节功能触诊：将双手中指放在受检者两侧耳屏前方，然后嘱受检者张闭口运动或作下颌前伸及侧向运动。注意两侧关节是否平衡一致，并检查关节区和关节周围肌群有无压痛、关节有无弹响及杂音。

舌：舌质、舌苔及舌的活动状态，舌的大小，伸舌是否居中，有无震颤，有无溃疡、肿块等。

涎腺及导管：腮腺、颌下腺有无肿大，有无肿物，腮腺导管及颌下腺导管口处有无脓性分泌物等。

颌面部：两侧是否对称，有无包块、畸形、瘘管，皮肤颜色、温度、有无触压痛等。

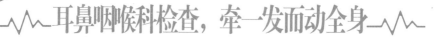

耳鼻咽喉科检查，牵一发而动全身

耳鼻咽喉，一损俱损一荣俱荣

　　耳鼻喉与整个机体有紧密的联系。它们不仅有听觉、平衡、嗅觉、呼吸、发声和吞咽等重要功能，而且与免疫防御、味觉等功能也有密切关系。例如鼻窦炎和中耳炎可引起口腔内、颅内的各种并发症，鼻与咽喉的阻塞病可产生睡眠呼吸暂停综合征，腺样体肥大可引起发声障碍。

　　中医认为，人身总计九窍，分别是双耳、双眼、双鼻孔、口、前后二阴。九窍具备自洁功能，而头面部的七窍是相通的，所以一旦其中某一窍出现问题，其他几窍都会波及，一荣俱荣，一损俱损。比如老年人一旦出现鼻塞不通，就会引发迎风流泪的状况。

定期检查耳鼻咽喉，为健康把关

　　耳鼻咽喉器官位于头面部深处，腔窄多曲折，不易直接清晰地看到，必须借助光源与专科器械方能进行检查。

耳部检查

　　外耳道：长约2.5～3.5cm由软骨部和骨部组成，软骨部约占其外1/3，外耳道有两处狭窄，一处为骨部与软骨部交界处，另一处为骨部距离鼓膜约0.5cm处，后者称外耳道峡，外耳道呈S形弯曲。外耳道皮下组织甚少，皮肤几与软骨膜和骨膜相贴，故当感染肿胀时易致神经末梢受压而引起剧痛，软骨部皮肤含有类似汗腺构造的耵聍腺能分泌耵聍，并富有毛囊和皮脂腺。

　　鼓膜：鼓膜呈椭圆形，面积为50～90mm^2，厚度约0.1mm。它不是一个平面膜，呈顶点朝向中耳的漏斗形。其内侧连锤骨柄，后者位于鼓膜的纤维层和黏膜层之间，自前上方向下，终止于鼓膜中心处。鼓膜很像电话机受话器中的振膜，是一个压力承受装置，具有较好的频率响应和较小的失真度，而且它的形状有利于把振动传递给位于漏斗尖顶处的锤骨柄。

听力：参考值16～24000Hz，人的听觉产生是相当复杂的，主要依靠外耳和中耳的传导功能，以及内耳、听神经和听中枢的感音功能来实现。人耳听到声音是由两条路线传入内耳的，即气传导和骨传导。听力正常的人均由气传导将声波传递到听中枢，骨传导起的作用极微弱，只有气导路线发生障碍，骨传导才被利用。所有骨传导好似一个备用传导路线。

🩺 鼻部检查

鼻咽：鼻咽是咽腔的上部，介于颅底与软腭之间，经鼻后孔与鼻腔相通。

鼻腔：鼻腔是位于两侧面颅之间的腔隙，以骨性鼻腔和软骨为基础，表面衬以黏膜和皮肤而构成。鼻腔是顶狭底宽、前后径大于左右两侧的不规则的狭长腔隙，前起前鼻孔，后止后鼻孔通鼻咽部。鼻腔由鼻中隔分为左、右两腔，前方经鼻孔通外界，后方经鼻后孔通咽腔。每侧鼻腔可分为鼻前庭和固有鼻腔两个部分。

常见鼻腔异常

疾病	表现
慢性鼻炎	鼻黏膜慢性充血，双下鼻甲肥大，鼻道有黏涕
变应性鼻炎	鼻黏膜苍白、水肿，鼻腔有水样分泌物，鼻甲肿大
萎缩性鼻炎	鼻黏膜干燥，黄绿色结痂，有恶臭，鼻腔宽大，鼻甲萎缩变小
慢性鼻窦炎	鼻黏膜充血、肿胀或肥厚，鼻道内分泌物积聚
鼻息肉	外观呈灰白色略透明，表面光滑，质软，不易出血，活动度好
鼻腔肿物	鼻腔新生物，色红，易出血，常为血管瘤或乳突状瘤

嗅觉：鼻腔嗅区黏膜主要分布在上鼻甲内侧面和与其相对应的鼻中隔

部分，小部分可延伸至中鼻甲内侧面和与其相对应的鼻中隔部分。嗅区黏膜由感觉细胞、支持细胞和基底细胞组成，感觉细胞接受嗅刺激，它们的突触汇合成嗅神经纤维，通过嗅球到达嗅觉中枢。固有层内所含的嗅腺，其分泌物能溶解到达嗅区的含气味颗粒，刺激嗅毛产生冲动，传入大脑嗅区产生嗅觉。如嗅沟阻塞、嗅区黏膜萎缩、颅前窝骨折或病变累及嗅觉径路均可导致嗅觉减退或丧失。

咽部检查

喉咽，也称下咽，前方通喉腔，下端在环状软骨下缘平面连接食管。声带位于室带下方，左右各一，由声韧带、声肌及黏膜组成，因缺乏黏膜下层，含血管少，在间接喉镜下呈白色带状，其游离缘薄而锐。

咽部常见异常有慢性咽炎、慢性扁桃体炎等，前者表现为黏膜慢性充血，淋巴增生，较大或融合成片；后者表现为腭扁桃体慢性充血，表面不平，隐窝口有黄白干酪样物。

喉部检查

检查内容包括舌根、舌扁桃体、会厌软骨、梨状窝、室带及声带等。喉部的检查需要借助于间接喉镜进行，有时候间接喉镜不能很好地暴露咽喉部，需要用电子喉镜检查。

检查的时候要注意声带有无充血、水肿及肿块等。当双声带有充血、水肿出现的时候，可能有喉炎；当有假膜出现的时候，应考虑肿瘤或特异性感染。

喉部的一些良性肿瘤，如息肉、乳头状瘤、小结等在喉镜的观察下多可以明确。喉部最严重的疾病是喉癌，其表现为会厌喉面、声带前联合、喉室及声门下方肿物，偶有声带活动受限。常有声嘶进行性加重、咳嗽、咯血、肿物增大等，能引起呼吸困难。

皮肤科检查，通过皮肤看健康

皮肤是身体健康的"晴雨表"

眼睛是心灵的窗户，皮肤其实也是身体健康的"晴雨表"。有些疾病并不一定要用仪器鉴别，有时候通过皮肤就能看出来。中医常说的"望闻问切"中的"望"就是观察人的皮肤和表情，判断病症。

比如，脸色苍白，没有血色，可能是患有贫血；皮肤为黄染并进行性加深，有可能是胆道系统癌肿或原发性肝癌；皮肤为橙黄色，多数是重度肝炎；皮肤为均匀黑，多与慢性疾病如肾上腺疾病、慢性肾病、阿狄森病有关；红光满面的人，可能血脂、血压高；如果眼圈发黑、眼神无光，可能是肾脏负担太重了。

读懂皮肤健康的密码

皮肤科主要检查皮肤、黏膜、毛发、甲四个部位。皮肤、黏膜检查可分两个方面：一是患者的主观感觉，如瘙痒、疼痛、烧灼感、蚁走感及麻木感等；二是可以客观检查观察到的各种皮疹，如斑疹（为局限性皮肤颜色的改变，既不隆起皮面，也不凹陷）；丘疹（高出皮面的局限性、实体性隆起）；疱疹（水痘、血疱、脓疱）；风团（为短暂性局限性水肿性隆起）；结节（可高出皮面或埋于皮下仅能扪及的实质性块状物）；囊肿（含有液体或半固体物质的封闭性囊状结构）等。

毛发的异常有毛发纵裂症（头发末端裂成数条细线）、秃发、多毛症等。

甲的异常症状有甲板变化（如脆甲、甲板表面有横纹、甲板萎缩、甲板与甲床分离及甲变色如白甲、黄甲等）。

甲病可由多种原因引起，如遗传性、感染性、免疫性、物理和化学性损伤、药物性以及皮肤病和系统性疾病引起，也可有无明显原因。

妇科检查，让健康女人远离宫颈疾病

"白骨精"也有难言之隐

Lisa是一家审计事务所的客户经理，典型的"白骨精"（白领、骨干、精英），业务娴熟，人缘好，受到公司上下以及客户的认同。一段时间以来，Lisa的身体出现了点异常，月经期前后白带异常，阴部瘙痒，很是不便。由于未婚，Lisa觉得去医院太麻烦，所以在闺蜜的建议下，她买了一瓶电视上经常打广告的妇科洗液，并坚持每天使用。刚开始，效果似乎还不错，但时间长了，本来只有例假前后才出现的不适感开始在平时出现。万般无奈之下，只好让闺蜜陪着去医院检查，才发现自己患了阴道炎。实际上，阴道犹如一个温室，里面有许多分泌物能起到"自洁"的作用，保护女性的生殖系统。但是在月经期或排卵期前后，阴道的抵抗能力比较弱，再加上有些女性的皮肤比较敏感，很容易出现有异味、瘙痒等，Lisa就属于这种情况。这些不适感一般在几天后就会消失，只要每天用温水清洁即可，根本不需要使用妇科洗液。

妇科检查，为女性撑起健康保护伞

由于生理特点不同的缘故，相比于男性，女性更容易患上妇科疾病。有调查显示，在已婚女性中每年查出各种妇科疾患的比例超过70%。不少妇科疾病在早期无症状或症状不明显，发现时或许已经错过了最佳的治疗时机，治疗起来相当麻烦。定期进行妇科体检，对预防此类疾病非常有效。医学界人士建议，凡是有过性经历的女性都应该每年进行一次妇科体检，体检的最佳时间应该是在当月月经结束后的3～7天，以确保阴道分泌物不会干扰检查结果。妇科专项检查的内容主要包括一般问诊、妇科B超、白带常规、阴道检查、宫颈癌筛查等。

1. 妇科问诊：是专业医师通过"问、看、触、压"对受检者的病史、月经情况、其他病症、腹内包块、外阴病变等情况进行初步了解。

2. 妇科B超：主要目的是检查盆腔，可尽早发现内生殖器有无畸形，盆腔有无炎性包块，输卵管是否存在积液，有没有子宫肌瘤、子宫腺肌症、卵巢囊肿，以及子宫内膜厚度是否均匀等。

3. 白带常规：也叫阴道分泌物检查，60%以上的妇科病表现为分泌物异变，白带常规及BV检测的意义在于检测阴道pH值、阴道菌群环境，判断是否滋生了致病菌等。检查此项的时候要注意，体检前的24小时，可以清洗外阴，但不要冲洗阴道，更不能用洗液，以免冲掉病原微生物，影响检测结果的正确性。

4. 阴道检查：就是用电子阴道镜等窥阴器对阴道内部、宫颈进行检查。对于没有性生活者，未经受检者或家人同意，不能做阴道检查，可经肛门做双合诊。

常见阴道异常

疾病	表现
滴虫性阴道炎	阴道黏膜充血，灰黄色或黄绿色的脓性分泌物增多。镜检可见白细胞及波状运动的滴虫
念珠菌性阴道炎	阴道黏膜充血，分泌物呈白色豆腐渣状
细菌性阴道炎	灰白色的稀薄分泌物增多，有鱼腥味。镜检白细胞增多
萎缩性阴道炎	常见于绝经后及卵巢去势后的妇女，阴道黏膜充血，镜检分泌物见大量基底层细胞及白细胞
阴道前壁膨出	阴道前壁球状膨出，阴道口松弛。该处阴道皱襞消失

5. 宫颈细胞学检查：宫颈刮片是目前广泛检查子宫颈癌简便有效的诊断方法，其操作方法是刮去宫颈部位的细胞，在显微镜下进行细胞学检查。目前，还有比较先进的设备是宫颈细胞分类法检测（TCT），通过计算机检测系统能发现肉眼所不能观察到的细微部分，从而显著提高诊断的阳性率。常见的宫颈异常有宫颈炎症和宫颈糜烂样改变，前者表现为宫颈充血、水肿、有黏液脓性分泌物附着；后者表现为宫颈外口处的宫颈阴道部外观呈细颗粒状的红色区。

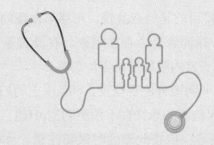

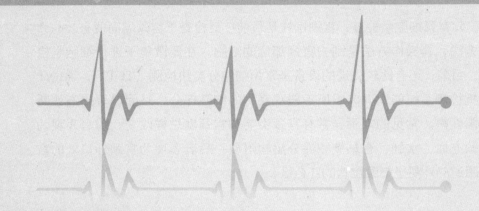

家里有孕妇，猫猫狗狗应寄养，

围生期保健，为母亲和孩子搭建保护伞，

准妈妈检查血常规不可少，

糖筛，排除妊娠期糖尿病隐患，

乙肝筛查，为宝贝构筑的健康平台，

凝血四项，可预测出血风险，

B超检查不一定是多多益善，

染色体筛查，现代优生优育的科学手段，

让自家宝宝不输在起跑线上，

准妈妈要从正确孕检开始！

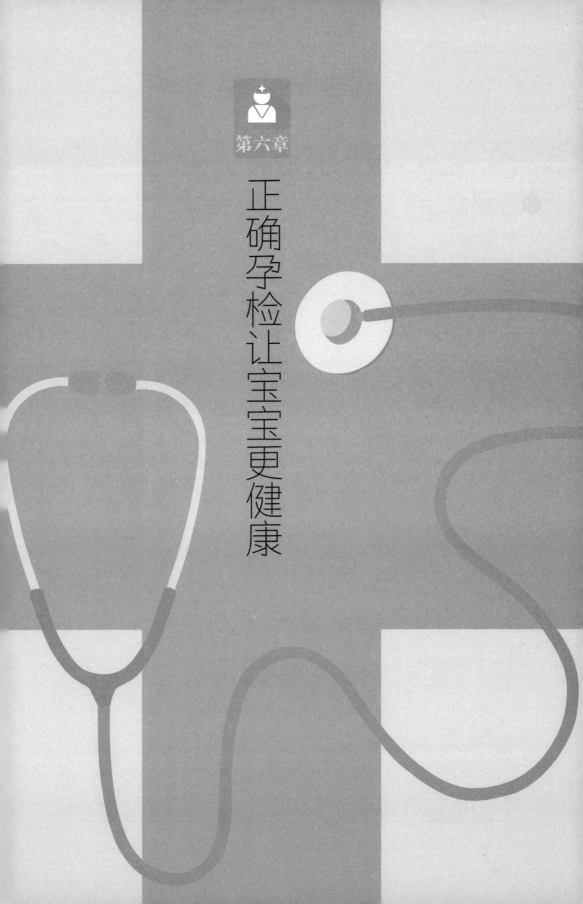

第六章

正确孕检让宝宝更健康

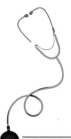

孕检方案及内容

检查次数	常规检查及保健	备查项目
第1次检查（6～13+6周）	1．建立孕期保健手册 2．确定孕周、推算预产期 3．评估孕期高危因素 4．血压、体质量与体质量指数、胎心率 5．血常规、尿常规、血型（ABO和Rh）、空腹血糖、肝功和肾功、乙型肝炎表面抗原、梅毒螺旋体、艾滋病筛查	1．丙型肝炎筛查 2．地中海贫血病筛查 3．甲状腺功能筛查 4．血清铁蛋白 5．宫颈细胞学检查 6．细菌性阴道病的检测 7．宫颈分泌物检测淋球菌和沙眼衣原体 8．早孕期非整倍体母体血清学筛查（10～13+6周） 9．早孕期超声检查，妊娠11～13+6周超声测量胎儿NT厚度 10．妊娠10～12周绒毛活检 11．心电图
第2次检查（14～19+6周）	1．分析首次产前检查的结果 2．血压、体重、宫底高度、腹围、胎心率 3．中孕期非整倍体母体血清学筛查（15～20周）	羊膜腔穿刺检查胎儿染色体（16～21周）

续表

检查次数	常规检查及保健	备查项目
第3次检查（20~24周）	1．血压、体重、宫底高度、腹围、胎心率； 2．胎儿系统超声筛查（18~24周）； 3．血常规、尿常规	宫颈评估
第4次检查（24~28周）	1．血压、体重、宫底高度、腹围、胎心率 2．糖筛、尿常规	1．抗D滴度复查（Rh阴性者） 2．宫颈阴道分泌物fFN检测（早产高危者）
第5次检查（30~32周）	1．血压、体重、宫底高度、腹围、胎心率、胎位 2．产科超声检查 3．血常规、尿常规	超声检查宫颈长度或宫颈阴道分泌物fFN检测
第6次检查（32~36周）	1．血压、体重、宫底高度、腹围、胎心率、胎位 2．尿常规	1．B族链球菌（GBS）筛查（35~37周） 2．肝功、血清胆汁酸检测（32~34周，怀疑妊娠期胆汁淤积综合征孕妇） 3．无刺激胎心监护（NST）检查（34孕周开始） 4．心电图复查（高危者）
第7~11次检查（37~41周）	1．血压、体重、宫底高度、腹围、胎心率、胎位、宫颈成熟度（Bishop）评分 2．尿常规	1．产科超声检查 2．无刺激胎心监护检查

生殖系统检查——排除妇科疾病的威胁

盲目怀孕导致意外流产

小敏与丈夫结婚两年多了，在家里老人的不断催促下，两人决定要个小宝宝。

经过一段时间的"备孕"，小敏终于怀上了。然而，2个月后，不幸的事情发生了——小敏意外流产，医生诊断结果为子宫畸形引起。

这个结果对全家人的打击甚大，特别是小敏，怀孕前并没有做正规的孕检，根本不知道自己患有子宫畸形，所以她很是担心自己今后可能怀不上孩子。后来，医生告诉小敏，她这次之所以流产，是因为没有对此进行特别的预防，也未及时就诊所致，一般情况下，子宫畸形不影响怀孕，但它会让孕妇很难坚持到足月。所以，下次怀孕后，一定要及时检查，平时多加预防。

孕前检查好处多

生一个健康宝宝，这是天下所有父母的愿望。要实现这个愿望，除了怀胎十月期间，不可马虎大意之外，孕前检查也应是一个必不可少的步骤。

它能够提前获知父母的身体状况、遗传疾病、生育隐患等，进而提高优生优育度。一些女性怀孕后才想起来要做检查，结果由于自身一些原因孩子无法保住，如果进行了孕前检查，这样的问题就可以避免。

对于女性来说，生殖系统检查是孕前检查最重要的一项。有妇科疾病者最好先彻底治疗，然后再怀孕，一些生殖道致病微生物如淋球菌、梅毒螺旋体、沙眼衣原体等，也可引起胎儿宫内感染，影响胎儿的正常发育。

生殖系统检查包括以下内容。

1．白带常规：主要是了解生殖道滴虫、真菌、支原体、衣原体、淋病、梅毒等感染性疾病情况，如检查阳性，最好先治疗，然后再考虑怀孕，否则易引起流产、早产、宫内感染等风险。

2．妇科内诊及妇科超声检查：以了解生殖道有无畸形、子宫有无先天畸形及宫腔病变、卵巢输卵管有无异常，用以评估妊娠机会和流产概率。

3．其他：除了生殖系统检查外，还要做肝功能、尿常规、口腔、内分泌、染色体异常等项目的检查，这些检查的目的都是为了优生优育。

生殖系统检查的注意事项

检查时间一般安排在准备怀孕前3～6个月，以便在发现异常或不适合怀孕的问题时，能够及时进行治疗和矫治。

具体检查时间应选在月经结束后的1个星期之内进行。在进行孕前检查的前3天内不要有性生活，在进行体检前一天注意休息好，保证精力充沛，检查前一天不要清洗阴道。

体检前3～5天饮食清淡，不要吃猪肝、猪血等含血性的食物。检查前一天晚上12点之后不能进食和饮水。

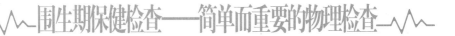

围生期保健，为母亲和孩子搭建的保护伞

阿敏在秋天的时候忽然呕吐不止，由于已经一个多月没有来例假了，所以就在丈夫的陪同下，到小区附近的妇幼保健站检查，结果才发现是怀了宝宝。面对这个突然来临的小生命，两人既惊喜，又有点无所适从。

幸好，保健站的人让他们在这里建了围生期保健卡，今后怀孕期间到产后1个月都可以根据手册提示按时到医院接受相关检查，其中很多必要检查都是免费的。

围生期保健直接关系到母亲婴儿的健康和安全，是实现优生优育、提高民族健康水平的工作，是对孕产妇的保健管理工作。

围生期保健主要是要对孕产妇进行系统管理，包括早孕检查（孕12周之前检查）、定期产检（12周后每4周1次、28周后每2周1次、36周后每周1次）、住院分娩、高危孕产妇分层管理和产后访视，并在孕产妇系统保健的基础上母子共同监护，扩大保健内容，采用适宜的监护技术，对母子进行统一管理。

如何能取得围生期保健

如何取得围生期保健这项服务呢？首先就是要建立《母子保健健康档案》，对于档案的取得我国各地均有不同规定，但基本大同小异，以下以北京市为例：女性在怀孕12周之内（从末次月经第一天开始计算），携带《生育服务证》、户口本到户口所在地的街道医院保健科或社区服务中心、乡卫生院保健科建《北京市母子健康档案》（有些经批准的单位门诊部也可以建《北京市母子健康档案》）。在建《北京市母子健康档案》的同时可以得到早孕保健知识。

　　整个孕期，大约需要产前检查10次（孕12周之内1次；孕12～28周每4周1次；孕28～36周每2周1次；孕36周后每周1次。高危孕妇增加产检次数），每次产前检查一定要携带《北京市母子健康档案》，以便产科大夫填写检查情况。

　　孕期还要上3次孕妇学校课（早孕、中孕、晚孕）。

　　住院分娩时一定携带《北京市母子健康档案》，产后大夫填写分娩记录，供今后诊断母婴疾病参考。

　　产后出院48小时内将《北京市母子健康档案》交回原建档案医院，大夫会在产妇出院3～7天对产妇进行第一次产后访视，指导产妇如何"坐月子"、如何母乳喂养、如何对孩子进行护理，并识别母婴疾病。

　　女性户口所在地的街道医院保健科或社区服务中心、乡卫生院保健科将为孩子进行系统保健和预防接种。

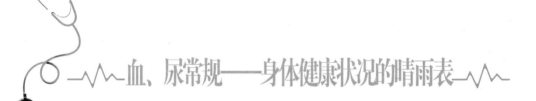

血、尿常规——身体健康状况的晴雨表

孕期检查，血、尿常规不能少

自怀孕4个月以来，几乎每次去医院做产检，小英都要做采血化验。对于害怕"扎针"的她来说，这实在是令人"心虚"。

小英摸着自己日益隆起的肚子，想想还有6个月孩子才能出生，真是甜蜜中又带苦涩。

在一些怀孕论坛中，很多准妈妈都在讨论整个产检下来，到底要采多少血？

实际上，有的采血并不是单纯检查血常规，肝功能、糖尿病筛查等同样要采血。为了避免自己的宝宝受到伤害，准妈妈们必须重视产前检查，而血常规检查是其中必不可少的一项。

如果没有特殊情况，整个孕期需要3次血常规检查，孕早期、孕中期、孕晚期各做1次。

首次做血常规检查的时间是在孕期3个月左右，主要目的在于判断孕妈妈有无贫血，白细胞、血色素是否有异常，是否存在血小板减少的情况，以便早日发现贫血症、白血病、血液病等。

血常规检查报告一看就懂

血液中的血红蛋白主要是判断孕妈妈是否贫血，血红蛋白的正常值是100～160g/L，当发现血红蛋白＜100g/L，血细胞比容＜30%时，可被诊断为贫血。孕妇发生缺铁性贫血的比例较高，这是因为在妊娠期，由于需铁量急剧增加，如果不补充高铁食物，很容易造成缺铁性贫血。

轻度贫血对孕妈妈及分娩的影响不大，重度贫血可引起早产、低体重儿等不良后果。

孕妇贫血，除了缺铁性贫血外，还有再生障碍性贫血、地中海贫血、妊娠相关性血小板减少。

再生障碍性贫血：血常规检查表现为红细胞、白细胞、血小板全面下降，补铁没有效果，因为这种病是一种免疫系统疾病。

地中海贫血：血常规检查表现为红细胞体积小，但红细胞数量正常或升高。是否患有地中海贫血由基因决定，不会由怀孕诱发，但怀孕会加重地中海贫血，地中海贫血的基因也可能会遗传给下一代。

妊娠相关性血小板减少：血常规表现为血小板减少，和怀孕时激素水平改变有关。

白细胞在人体内的主要功能是吞噬和消化侵入人体内各种微生物如细菌等和身体各种坏死的细胞，起着消灭病原体，保卫身体健康的作用。白细胞的正常值是 $(4\sim10)\times10^9/L$，超过这个范围说明有感染的可能，但孕期可以轻度升高。

血小板在止血过程中起重要作用，正常值为 $(100\sim300)\times10^{12}/L$，如果血小板低于 $100\times10^{12}/L$，则会影响孕妈妈的凝血功能。

尿常规报告一看就懂

除了血常规外，尿常规检查几乎贯穿产检整个过程，几乎每次检查都会检查尿常规。其主要目的是为了检查准妈妈是否有尿路感染、妊娠糖尿病、肾脏疾病等。

检查项目：尿液中蛋白质、糖及酮体，镜检红细胞和白细胞等。

正常情况下，上述指标均为阴性。

如果蛋白质阳性，提示有妊娠高血压、肾脏疾病的可能。

如果糖或酮体阳性，说明有糖尿病的可能，需进一步检查。

如果发现有红细胞和白细胞，则提示有尿路感染的可能，需引起重视，如伴有尿频、尿急等症状，需及时治疗。

糖筛，排除妊娠期糖尿病隐患

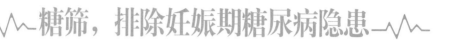

妊娠期糖尿病，瘦弱型孕妇也可能"中招"

在一般人看来，糖尿病是个"富贵病"，只有那些身体肥胖的人才容易患上。不过，对于怀孕中的准妈妈来说，有部分体重正常或偏瘦的人也容易"中招"。

小陆今年26岁，身高1.61m，体重41kg，是典型的"骨感型"美女。对于她来说，此前怎么也不会想到会患上糖尿病，但在怀孕6个多月后，小陆却被确诊为妊娠期糖尿病。

做糖耐量实验时，她的空腹血糖在正常范围，但是喝糖水1小时和2小时后的糖耐量均超标。

医生认为，这可能与小陆的胰岛功能有潜在异常相关。一些孕妇不能代偿性增加胰岛素的分泌量时，就会发生妊娠期糖尿病，部分孕妇即使产生额外的胰岛素也不能保持其血糖正常。

后来在产前门诊医生和营养师共同指导下，小陆在饮食方面做了调整，并适当加强了运动，血糖一直控制良好，没有用药。最后孩子顺产，母子平安。

妊娠期糖尿病对孕妇和胎儿危害大

妊娠合并糖尿病包括两种情况，一种是在妊娠前已经患有糖尿病，另外一种是在妊娠期患上糖尿病。

在糖尿病孕妇中，大约有80%以上是属于后者。对于大多数妊娠期患上糖尿病的患者来说，在产后糖代谢会恢复正常，但将来患上糖尿病的风险增加。

妊娠期糖尿病对母亲和胎儿的危害都很大。当孕妇血糖升高时，多余的糖会通过胎盘到达胎儿体内，使胎儿发生高血糖。

胎儿血糖一旦升高，胰腺就会分泌出更多的胰岛素，而血液中过量的血糖和胰岛素会让胎儿生成更多的脂肪、蛋白质，体重也会增加，最终可能成为巨大儿。妊娠期糖尿病的胎儿畸形率为6%～8%，高于非糖尿病孕妇。

除了对胎儿不利外，糖尿病对孕妇的影响也是多方面的，容易导致怀孕早期自然流产，孕妇患上高血压的概率比正常妇女提高3～5倍。

另外，糖尿病患者抵抗力明显下降，易合并感染，其中以泌尿系感染最常见。如果形成巨大儿，会引发孕妇难产、产道损伤、剖宫产的概率增高。而由于产程长，还容易发生产后出血。

糖筛报告一看就懂

妊娠期糖尿病筛查，简称"糖筛"，是为了检查孕期准妈妈是否有糖尿病，并检查是否会对胎儿产生影响。

糖筛多在妊娠24～28周进行，具体方法是：筛查前空腹12h，将葡萄糖粉50g溶于200mL水中，5min内喝完，喝第一口开始计时，1h后抽血查血糖，血糖值≥7.8mmol为糖筛查异常，需进一步行葡萄糖耐量试验（OGTT）。

葡萄糖耐量试验（OGTT）方法是：试验前连续3天正常体力活动，正常饮食，每日进食碳水化合物不少于150g。

检查前要空腹12h，先空腹抽血查血糖，然后将50%葡萄糖注射液150mL加入100mL水中，或将葡萄糖粉75g溶于300mL水中，5min内喝完，喝第一口开始计时，1h、2h、3h后抽血查血糖。OGTT诊断标准为：空腹血糖5.6mmol/L、1h血糖10.3mmol/L、2h血糖8.6mmol/L、3h血糖6.7mmol/L，其中有2项或2项以上达到或超过正常值，则可诊断为妊娠期糖尿病，仅1项高于正常值，则诊断为糖耐量异常。

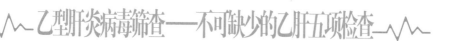

怀孕6个月，才知道老公患有乙肝

小莉已经怀孕6个月了，期间身体并没有出现明显不适，定期产检的各项指标也没有异常，所以她一直认为自己肚里的宝宝是健康的。不过，这种内心的平静很快被丈夫给打破了。

一天晚上，小莉的丈夫回家后，拿着单位刚组织的体检报告告诉她，他患有乙型肝炎。由于怀孕前，夫妻二人只是小莉做了孕前检查，丈夫工作忙没做。所以，听到这个消息，小莉非常担心丈夫的乙型肝炎是否会传染给肚子里的宝宝。

在咨询了医生后被告知，这种情况不会影响胎儿，因为各项检查小莉并没有被传染到。为了安全起见，在胎儿出生后，需要及时注射乙肝疫苗。

乙肝筛查，为宝贝搭一个健康平台

准爸爸得了肝炎对胎儿并无大碍，但对于准妈妈来说，就值得引起高度重视。

在病毒性肝炎中，以乙型肝炎发病率最高，在妊娠早期可使早孕反应加重，且易发展为急性重症肝炎，危及生命。

妊娠期感染肝炎病毒，流产、早产、死胎、死产和新生儿死亡的发生率明显增高。

另外，乙肝病毒可通过胎盘感染胎儿，母婴传播的概率达到90%以上。

在产检中，乙肝筛查也属于必检的项目，主要是检查血液中的乙肝病毒抗原。

正常准妈妈各项指标均为阴性。

如果单纯乙型肝炎表面抗体（**HBsAb**）阳性，说明以前感染过乙肝病毒，现已经痊愈，并且对乙肝病毒具有免疫力。

如果其他指标（**HBsAg、HBeAg、HBeAb、HBcAb-IgG、HBcAb-IgM**）呈阳性则需引起重视，说明目前病毒具有传染性，应向医生进行咨询。

乙肝血清标志物及临床意义

项目	临床意义
HBsAg	乙型肝炎病毒（HBV）感染特异性标志，见于乙型肝炎患者或无症状携带者
HBeAg	血中有乙型肝炎病毒复制，其滴度反映传染性强弱
HBsAb	曾感染乙肝病毒或已经接种疫苗，已经产生免疫力
HBeAb	血中乙肝病毒复制趋于停止，传染性减低
HBcAb-IgG	主要见于肝炎恢复期或慢性感染
HBcAb-IgM	乙肝病毒处于复制阶段，出现于肝炎早期

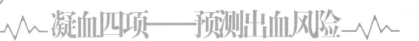

凝血四项——预测出血风险

凝血功能障碍危害大

小高已经怀孕36周了，在之前的产检中各项指标都正常，全家人都感到非常欣慰。不过，在最近的一次检查报告中，显示小高的凝血功能偏高。

得知这个结果后，小高和丈夫上网检索信息，发现凝血功能异常容易导致分娩的时候出现大出血或血栓栓塞。原本高高兴兴的小高一下子不知所措，全家人也跟着着急。

所幸，咨询医生后得知，由于检查及时，只要治疗得当，也不必为此过于担心。医生为小高开了阿司匹林，并嘱咐她保持饮食清淡，多食用新鲜水果。两周之后，再次验血，小高的凝血指标进入了正常值。

对于女性来说，妊娠是一个特殊的生理时期，孕妇为了适应胚胎和胎儿的生长发育，血液成分发生很大变化，各种凝血因子的增加使血液的状态处在高凝状态，只有这样才能确保分娩后胎盘剥离，创面短时间内能够迅速愈合，最终避免大出血的发生。

但某些诱因也可使血液的状态由高凝状态转为低凝状态，此时就会消耗掉大量凝血因子，从而导致产妇分娩时发生大出血，严重者甚至会发生死亡。

与之相反，有时候凝血酶原时间的缩短与孕期凝血因子浓度增加有关，同时纤维原蛋白含量升高可使红细胞、血小板聚集增强，增强止血功能，但也容易导致血栓的形成。

凝血四项检查对预防血栓形成并及时进行抗凝治疗有着关键的作用，可预防妊娠妇女在分娩过程中及产后大出血而导致弥散性血管内凝血和血栓栓塞性疾病。

尤其对弥散性血管内凝血的早诊断、早干预，以预防病情的发展及弥散性血管内凝血的形成，从而降低围生期孕产妇及围生儿的病死率，减少产科意外的发生，确保母婴平安及优生优育有着重要的意义。

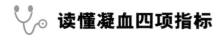 读懂凝血四项指标

血浆凝血酶原时间（PT）

凝血酶原是由肝脏合成的一种蛋白质，凝血酶原试验主要是为了了解血液的凝固情况，它能够反映出肝脏的凝血功能。

参考范围：11.5～14.5s，超过正常对照值3s以上为异常。

PT延长：多见于先天性凝血因子Ⅱ、凝血因子Ⅴ、凝血因子Ⅶ、凝血因子Ⅹ缺乏症；获得性凝血因子缺乏，如严重肝病、维生素K缺乏、纤溶亢进、弥漫性血管内凝血（DIC）、恶性贫血、使用抗凝药物（如口服抗凝剂）和异常抗凝物质等。

PT缩短：多见于先天性凝血因子Ⅴ增多症、血液呈高凝状态、血栓性疾病等，另外，长期口服避孕药、使用某些药物等也可导致PT缩短。

凝血酶时间（TT）

凝血酶时间是反映体内抗凝物质状态的指标。

参考范围：16～18s，超过或者低于正常对照值3s以上为异常。

TT延长：多见于低（无）纤维蛋白原血症和异常纤维蛋白原血症、弥散性血管内凝血（DIC）以及血中有肝素或类肝素物质存在（如肝素治疗，患系统性红斑狼疮和肝脏、肾脏疾病时的肝素样抗凝物质增多等）。

TT缩短：见于血液中有钙离子存在或血液呈酸性等，无临床意义。

部分活化凝血活酶时间（APTT）

部分活化凝血活酶时间是反映血浆中凝血因子Ⅷ、凝血因子Ⅸ、凝血因子Ⅺ、凝血因子Ⅻ的水平，主要反映内源性凝血是否正常，是内源性凝血系统的筛选试验。

参考范围：28～40s，超过正常对照值10s以上为异常。

APTT延长：见于先天性凝血因子Ⅷ、凝血因子Ⅺ、凝血因子Ⅸ、凝血因子Ⅻ、凝血因子Ⅹ、凝血因子Ⅴ、凝血因子Ⅱ缺乏，如甲、乙、丙型血友病；后天性凝血因子缺乏，如严重肝病、维生素K缺乏、弥散性血

管内出血、血液循环中的抗凝物质增加等；以及纤维蛋白原缺乏。

APTT缩短：见于高凝状态、血栓性疾病、凝血因子V、凝血因子Ⅷ、血小板增多、妊娠期高血压疾病和肾病综合征等。

纤维蛋白原（FIB）

纤维蛋白原是一种由肝脏合成的具有凝血功能的蛋白质，是纤维蛋白的前体。在凝血酶原的作用下，纤维蛋白原可以转变为纤维蛋白。纤维蛋白原是一种急性时相反应蛋白，其增加往往是机体的一种非特异反应；能增强红细胞和血小板聚集性，提高全血黏度，使得血液和血浆处于高凝和高黏状态，影响组织血液灌注，促使血栓形成。

参考范围：2～4g/L。

FIB增高：生理性增高见于高龄者妊娠后期、内服雌激素制剂者、剧烈运动后等；病理性增高见于糖耐量异常、糖尿病、急性心肌梗死、动脉粥样硬化、急性传染病、风湿病、急性肾小球肾炎、肾病综合征、灼伤、脑血栓、恶性肿瘤、感染、休克、大手术后、妊娠期高血压疾病等。

FIB减低：见于弥散性血管内凝血、原发性纤溶症、重症肝炎、肝硬化、大量失血和先天性低（无）纤维蛋白原血症等。

夫妻血型测定——预防新生儿溶血病

"黄金娃娃"吓坏父母

十月怀胎，一朝分娩。10天前，27岁的紫琦顺利产下一个3.5kg的宝贝儿子明明。

正当接受亲朋好友祝贺之时，初为人母的紫琦却感觉不对：明明出生后不久，脸蛋就开始发黄，起初家人以为是黄疸，让宝宝多晒太阳，但后来这种症状还是逐渐蔓延到全身，孩子就像一个"黄皮娃娃"。

明明的这个症状让紫琦和老公非常紧张，急忙将孩子抱到儿童医院。经医院检查发现，是新生儿ABO溶血病"惹"的祸。医生当即对明明采取对症治疗，2天后病情好转，明明脸色也日渐红润。

新生儿溶血病是由于母婴血型不合而引起的胎儿或新生儿同族免疫性溶血性疾病，该病可分为ABO血型不合溶血病、Rh血型不合溶血病等类型，其中ABO血型不合最为常见，约占85.3%。

O型或Rh阴性血型的女性，如果丈夫是A、B或AB血型，胎儿则很有可能会患上新生儿溶血病。

ABO型不合溶血病多发生在第一胎，约占40%～50%的概率，而Rh溶血病则主要发生在第二胎或以上。溶血病发生时，新生儿多会出现水肿、贫血、黄疸或髓外造血等症状，不及时干预治疗，可导致宝宝胎死腹中，或出生后抢救不及时出现脑瘫甚至死亡等情况。

多数ABO型溶血症可通过光疗改善，若光疗效果不好，宝宝则需要全身换血。

患有溶血症的新生儿经过治疗后，一般不会复发。由于胎宝宝血型遗传物质的选择无法控制，所以没有办法防止母子血型不合，但可通过孕产前检查和治疗来防止新生儿重度溶血症的发生。

看懂溶血测试报告

准妈妈在怀孕16～24周内，和准爸爸要尽量选择去做ABO或Rh血型效价测定，以便确定孩子有无患溶血症可能。如果查出血型特殊，可在医生的指导下，通过服用茵栀黄等中成药来干预治疗。

高危产妇在生产时，最好选择到产科和新生儿科都具备的医院待产，以便能及时救治。

检查项目：（1）ABO血型；（2）Rh血型。

检查血型，以备生产时输血，准妈妈了解自己的血型很重要。

如果准爸爸为A型、B型或AB型血，准妈妈为O型血，生出的小宝宝有ABO溶血的可能。

在亚洲人中Rh血型阴性的较少，大多数为Rh血型阳性。如果男女Rh血型不合，也有可能发生小宝宝溶血。

如果准妈妈为Rh阴性，在生产前医院还要预先备好Rh阴性的血液，一旦分娩时发生意外，就能够及时输血。

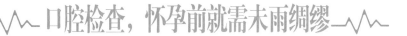

口腔检查，怀孕前就需未雨绸缪

孕期口腔疾病不能轻视

自从怀孕后，小雅就出现了很严重的妊娠反应，随时随地都会呕吐。等妊娠反应不明显的时候，小雅的牙龈又经常流血，最后经医生检查，竟然是牙龈炎。由于是在孕期，为了胎儿的安全，医生对她只进行保守治疗。

有统计显示，怀孕6个月的孕妇中，有70%～80%的人患有不同程度的牙周疾病。这是因为女性在怀孕后，体内的雌性激素，尤其是黄体酮水平上升，会使牙龈中的血管增生，血管的通透性增强，容易诱发牙龈炎，称作妊娠性牙龈炎。

怀孕期间，如果用药不慎会影响胎儿健康，用药不及时不恰当炎症又会进一步扩散。

如果是在怀孕前就患有牙龈炎或牙周炎，怀孕后炎症会更加严重，有的牙龈还会增生至肿瘤状，称为妊娠性牙龈瘤。对于那些患有中度、重度牙周炎的孕妇来说，容易引发早产以及胎儿体重下降等情况。

孕前口腔检查包括哪些内容

因此，预防牙齿疾病一定要未雨绸缪。对于计划怀孕的女性来说，怀孕前应该检查口腔，如果牙齿没有其他问题，只需洁牙就可以了，如果牙齿损坏严重，就必须及时治疗。

在怀孕期间也要加强对口腔卫生的保健，减少因软垢、食物残渣的堆积对牙龈的刺激。

口腔检查的内容主要包括3个方面：检查口腔内是否有蛀牙；是否患有牙周疾病；口腔内是否有阻生智齿等。

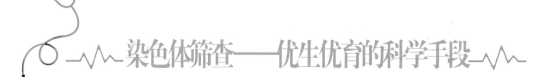

染色体筛查——优生优育的科学手段

查出"唐氏儿"，是去是留陷两难

38岁的小美属于典型的高龄产妇，所幸小美的身体和家庭条件都不错，自从怀孕后就不再上班，一直待在家里安心"养胎"。不料，怀孕16周的血液检查发现，其唐氏筛查风险系数非常高。

医生建议她做一个羊水穿刺，虽然羊水穿刺的风险率不超过1%，但是小美依然担心流产的风险，拒绝做此检查。

医生提醒她，万一要是"唐氏儿"怎么办？所谓"唐氏儿"是指患有唐氏综合征的婴儿，他们大多具有严重的智力障碍，生活不能自理，并伴有复杂的心血管疾病，需要家人的长期照顾。这类孩子的出生无疑会给家庭造成很大的精神和经济负担。

医学研究发现，生唐氏儿的概率会随着孕妇年龄的递增而升高。2011年12月，联合国大会将3月21日定为"世界唐氏综合征日"，从2012年起每年为此举办活动，以便提高公众对唐氏综合征的认识。之所以定在21日，是因为患者的21号染色体有3条（比常人多1条）。

在全面了解唐氏儿的状况后，小美和老公经过认真考虑决定：不管孩子生下来是什么样子，他们都会接受。到了10个月，小美顺利地产下了一个男婴，但是一个唐氏儿。让人稍感欣慰的是，属于轻微的唐氏综合征，且没有其他的并发症。小美按照唐氏儿康复训练办法，每天带着孩子去做康复训练。

看懂唐氏筛查

唐氏筛查是发现唐氏综合征的一项检查手段，也是目前孕妇怀孕期间必检的一项。

一般来说，进行唐氏筛查的最佳时间是怀孕的第9～14周，称为孕早期筛查，错过该时间段则需进入孕中期筛查，虽然同样可以进行风险计算，但如果最终诊断结果是阳性则对孕妇身心造成损伤较大。

唐氏筛查的具体做法是通过抽取孕妇血清，检测母体血清中甲型胎儿蛋白、人类绒毛促性腺激素、游离雌三醇和抑制素A的浓度，以此来判读婴儿的神经管发育情况。并结合孕妇的预产期、体重、年龄和采血时的孕周等，计算生出唐氏综合征的危险系数。

唐筛结果单上出现的MOM即中位数值的倍数，是指产前筛查中，孕妇个体血清标志物的检测结果是正常孕妇群在该孕周时血清标志物浓度中位数的多少倍。主要看甲型胎儿蛋白（AFP）、人类绒毛膜性腺激素（β-hCG）、游离雌三醇（uE3）和抑制素A（inhibin A）的浓度4个数据。

1．甲型胎儿蛋白（AFP）一般范围为0.7～2.5MOM，高于2.5MOM则为高风险。

2．绒毛膜促性腺激素越高，游离雌三醇（uE3）越低（一般≤0.25MOM）和抑制素A越高，胎儿患唐氏症的概率越高。

医生还会将以上四项数据与孕妇的年龄、体重、怀孕周数等一起输入电脑，从而估算出胎儿出现唐氏症的危险性。

如果化验结果标明的概率大于正常参考值（1/270），其结果则为阳性，表示胎儿患病的概率比较高，需要做更详细的检查。

需要注意的是，唐筛检查只是用来帮助孕妇判断胎儿患有唐氏综合征的概率有多大，并不能百分百地确定胎儿患上唐氏综合征。

也就是说，抽血化验指数偏高时，怀有"唐"宝宝的概率较高，但并不代表胎儿一定有问题。

唐筛检查指数超出正常的孕妇应进行羊膜穿刺检查或绒毛检查，如果羊膜穿刺检查或绒毛检查结果正常，才可以百分之百地排除患唐氏综合征的可能。

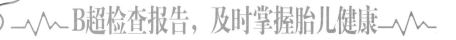

B超检查报告，及时掌握胎儿健康

孕期B超到底要做多少次

小妮怀孕11周了，去医院检查的时候，医生建议她做一个B超，但是小妮听周围的姐妹们说做多了B超对胎儿不好，所以很犹豫到底要不要做。与小妮的情况相反，也有的女性怀孕后都很关注腹中胎儿的生长情况，只要觉得肚子不舒服就要去医院做B超检查。

以上这两种都属于比较极端，对于孕期检查中的B超项目来说，既不是越少越好，也不是多多益善。一般来说，月经周期不规律的女性，可以在早孕期，即孕12周之内，做一次B超，可以帮助核对预产期。如果月经周期比较准，可以在20周左右的时候再做，这时B超能看清楚胎儿的发育情况，可以排除部分胎儿畸形，发现异常也能及时中止妊娠。在孕28～30周时，再做一次B超，因为这时要排除一下胎儿有无继发性的异常，比如宫内缺氧导致的脑积水。在37周以后，根据情况每1～2周做一次B超。

通过B超检查可以看到胎儿的躯体、头部、胎心跳动，胎盘、羊水和脐带等。可检测胎儿是否存活，是否为多胎等。

B超报告一看就懂

B超报告单会有胎囊、胎芽、头臀长、双顶径、腹围、股骨长、羊水、胎盘级等名词，有时还会用英文缩写表示。

GS的含义

GS表示胎囊，也叫孕囊。月经28～30天规则来潮的妇女，停经35天后，通过B超就可以在宫腔内看到胎囊。在怀孕1.5个月时，孕囊的直径约为2cm，2.5个月时约5cm。如果B超报告结论是形态"圆形"，或"椭圆形"、"清晰"，则为正常；如报告中有"形态为不规则形"、"模糊"等表示，同时孕妇有腹痛或流血时，则要怀疑先兆流产。

BDP的含义

BDP表示"胎头双顶径"，就是胎儿头部左右两侧之间最宽部位的长度，又称为"头部大横径"。孕足月时应达到9.3cm或以上。按一般规律，在孕5个月以后，基本与怀孕月份相符，也就是说，妊娠28周（7个月）时BPD约为7.0cm，孕32周（8个月）时约为8.0cm，以此类推。孕8个月以后，平均每周增长约为0.2cm为正常。

CRL的含义

CRL表示"头臀长"，是胎儿头与臀之间的距离，表示胎体纵轴平行测量最大的长轴，主要用于判定孕7～12周的胎龄。

FH的含义

FH表示"胎头"，轮廓完整为正常，缺损、变形为异常，脑中线无移位和无脑积水为正常。

H的含义

H表示"胎心"，在怀孕后7～8周、最早孕6周末通过B超就可见胎心搏动。胎心搏动的频率正常为每分钟120～160次。

FL的含义

FL表示"股骨长度"，是胎儿大腿骨的长度，又称为"大腿骨长、股骨长"。是指胎儿大腿根部到膝部间股骨的长度。它的正常值与相应的怀孕月份的BPD值差2～3cm左右，比如说BPD为9.3cm，股骨长度应为7.3cm；BPD为8.9cm，股骨长度应为6.9cm等。一般在妊娠20周左右，通过测量FL来检查胎儿的发育状况。

SP的含义

SP表示"脊椎"，孕12周后可见胎儿脊柱，孕20周则清晰可辨。胎儿脊柱连续为正常，缺损为异常，可能脊柱有畸形。

FM的含义

FM表示"胎动"，B超于孕8～9周就可见到胎动。有、强为正常，无、弱可能胎儿在睡眠中，也可能为异常情况，要结合其他项目综合分析。

Cord的含义

Cord表示"脐带"，正常情况下，脐带应漂浮在羊水中，如在胎儿颈部见到脐带影像，可能为脐带绕颈。

P的含义

P表示"胎盘"，胎盘位置是说明胎盘在子宫壁的位置；正常足月胎盘的厚度应在2.5～5cm之间。

GP的含义

GP表示"胎盘分级"，一般胎盘分为0、Ⅰ、Ⅱ、Ⅲ这4等级，有时还有Ⅲ+级。Ⅰ级为胎盘成熟的早期阶段，回声均匀，在怀30～32周可见到此种变化；Ⅱ级表示胎盘接近成熟；Ⅲ级提示胎盘已经成熟，胎盘内有很多钙化点，表现为小沙粒状，一般不对胎儿生命构成威胁，但应引起重视。越接近足月，胎盘越成熟，回声不均匀。

MVP的含义

MVP表示"最大羊水池垂直羊水深度"，这一指标在3～7cm之间为正常，超过7cm为羊水增多，少于3cm为羊水减少。

AFI的含义

AFI是指"羊水指数"，以孕妇的脐部为中心，分上、下、左、右4区域，将4个区域的羊水深度相加，就得到羊水指数。羊水指数在8～24cm的范围之内属于正常状态，小于8cm为羊水过少，大于24cm则为羊水过多。正常情况下，羊水指数的大小因人而异，一般随着妊娠周数的增长而逐渐增加，到妊娠36～38周达到最大值，过了预产期则明显减少。

S/D的含义

S/D为"胎儿脐动脉收缩压与舒张压的比值"，其与胎儿供血相关，当胎盘功能不良或脐带异常时此比值会出现异常，在正常妊娠情况下，随孕周增加胎儿需要增加收缩压下降，舒张压升高，使比值下降，近足月妊娠时S/D比值小于3。

HC/AC的含义

HC是胎儿的头围，AC是腹围，HC/AC就是头围和腹围的比值。母体中的胎儿在生长初期是头大身小，随着孕周的增加，胎儿的发育是腹部脂肪增多，因此腹围增加。那么，HC/AC的比值应是小于1，如果此比值大于1，说明胎儿宫内发育异常。

脱畸全套检查——不可忽视的孕前检查

家里有孕妇，猫猫狗狗要寄养

楠楠和老公都非常喜欢小动物，在两人结婚之后，就养了一只猫和一条小狗，每天下班回家玩玩猫、遛遛狗，生活别有一番情趣。结婚半年之后，楠楠怀孕了，从医院检查回来之后，两口子都很高兴，忙着电话通知家里人。

第二天，楠楠的婆婆一大早就从郊外的家里赶来，嘱咐儿子要好好照顾楠楠。不过，老太太进门后发现他们家里养的猫和狗，就提醒楠楠一定要做一个脱畸全套检查。

楠楠和老公不明就里，老太太指了指猫和狗说：宠物身上会有弓形虫，孕妇的免疫力相对低下，因此较容易感染弓形虫病。

如果准妈妈感染了弓形虫病还很可能影响到胎儿，导致胎儿先天性感染。因此，建议楠楠一定要去做检查，并且在怀孕期间最好将猫狗寄养到别家。

脱畸全套检查，孕期不能少

楠楠婆婆的担心并不是多余的，不少哺乳类动物都可能传染弓形虫病，特别是猫狗更为显著。

弓形虫有时候会寄生在猫的肠黏膜上，虫卵会随着猫的粪便排出，在泥土中能存活1年之久。

正常成人如果感染了弓形虫病，一般不会出现明显的症状，但是如果孕妇感染了弓形虫病，不但会危及自身更会伤害肚子里的宝宝，还可引起流产、死胎或新生儿疾病等。

在准备怀孕的孕前体检中，就包括一项叫做"脱畸全套"的检查，就是为了排除女性体内是否感染弓形虫、风疹病毒和巨细胞病毒。这几类病毒对孕妇和胎儿的影响都比较严重，比如，妊娠头3个月如果患有风疹，会引起流产和胎儿畸形。

除了这三项外，现在有的地方也加入了其他病毒的检查，比如TORCH检查，其中字母T就代表弓形虫，R代表风疹病毒，C代表巨细胞病毒，H代表单纯疱疹病毒，O代表其他病毒，主要为梅毒螺旋体病毒。

这里要强调的是，脱畸全套检查属于怀孕前的检查，特别是对于那些养小宠物的家庭，如果准备怀孕，应提前3个月进行检查。如果在怀孕前没有做检查，对于高危人群来说，在怀孕后也应该做一个脱畸全套检查。

 看懂脱畸全套体检报告

脱畸全套检查的具体方法是通过化验女性的血液，检查血清中的特异抗体IgM、IgG，结合IgG的亲和力指数确定女性是否感染病毒。主要包括弓形虫、风疹病毒、巨细胞病毒三项。

脱畸全套检查正常值

检查项目	临界数值／（U/mL）
巨细胞病毒IgG	25～40
巨细胞病毒IgM	10～15
弓形虫IgG	10～20
弓形虫IgM	450～540
风疹病毒IgG	10～20
风疹病毒IgM	2.5～3.5

脱畸全套检查临床意义

检查项目	检查数值	检查结果
巨细胞病毒IgG	大于40	阳性
巨细胞病毒IgM	大于15	阳性
弓形虫IgG	大于20	阳性
弓形虫IgM	大于540	阳性
风疹病毒IgG	大于20	阳性
风疹病毒IgM	大于3.5	阳性

脱畸全套检查临床症状

结果	临床诊断
IgG阳性，IgM阴性	曾经感染过这种病毒，或接种过疫苗，并且已产生免疫力，胎宝宝感染的可能性很小
IgG阴性，IgM阴性	表明受检者为易感人群。妊娠期最好重复IgG检查，观察是否阳转
IgG阳性，IgM阳性	表明受检者可能为原发性感染或再感染。可借IgG亲和试验加以鉴别
IgG阴性，IgM阳性	近期感染过，或为急性感染；也可能是其他干扰因素造成的IgM假阳性。需2周后复查，如IgG阳转，为急性感染，否则判断为假阳性

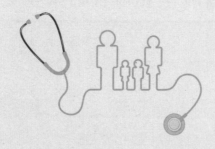

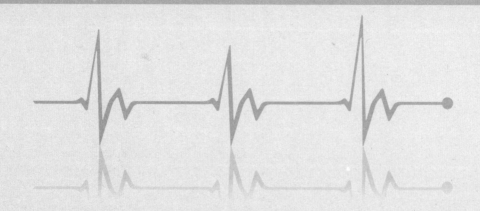

夕阳无限好，只是近黄昏。

人老了，很多疾病也会如影随形，高血压，老年人的头号心血管疾病，冠心病，健康的『定时炸弹』，糖尿病，早已经不再是富贵病……

衰老病痛除了让自身难受，也给整个家庭的生活带来各种问题。

作为儿女，每年陪父母做一次体检，为爸妈构筑一道健康防护墙，筛除疾病隐患，合理积极预防，这是子女给老爸老妈最特殊的礼物！

给老爸老妈最特殊的体检

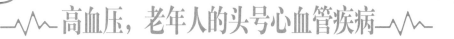

高血压，老年人的头号心血管疾病

每4个成年人中就有1个高血压

高血压通常是指各种原因导致动脉收缩压或舒张压异常升高，进而引起身体各种不适，常伴有心、脑、肾和视网膜等器官功能性或器质性改变。

中老年人是高血压发病的常见人群，根据国家心血管疾病中心的报告显示，我国2014年高血压患病率为25.5%，最新的全国第五次高血压调查中12个省的初步数据显示，目前全国高血压患病率约为27%。

粗略估计，全国目前有心血管病患者2.9亿，其中高血压患者2.7亿。高血压也是心脑血管疾病最重要的危险因素之一，常伴发心肌梗死、心力衰竭、卒中等。

与血脂、血糖等心脑血管疾病危险因素相比，控制血压带来的益处更明显。如果通过及时筛查血压，使血压降至合理目标值，心脑血管疾病的发病率将至少减少1/3。

因此，定期给家里的老年人做一个健康体检是不错的选择，这种方法不仅能准确地检查出是否有患高血压的迹象，还能对身体其他疾病进行筛查，一经发现就能及时遏制。

血压的定义和分类

（世界卫生组织/国际高血压联盟，1999年）

类别	收缩压和舒张压／mmHg
理想血压	收缩压＜120和舒张压＜80
正常血压	收缩压＜130和舒张压＜85
正常高值	收缩压介于130～139或舒张压介于85～89

高血压检查等级及数值

正常结果	检查数值／mmHg
1级（轻度）	收缩压介于140～159或舒张压介于90～99
亚组：临界高血压	收缩压介于140～159或舒张压介于90～94
2级（中度）	收缩压介于160～179或舒张压介于100～109
3级（重度）	收缩压＞180或舒张压＞110
单纯收缩期高血压	收缩压＞140和舒张压＜90
亚组：临界收缩期高血压	收缩压介于140～149和舒张压＜90

注：当收缩压和舒张压分属于不同分级时，以较高的级别作为标准。

高血压的临床表现

高血压是一种慢性疾病，临床表现在早期不突出，仅仅会在劳累、情绪波动后引起血压升高，在休息一段时间后就会恢复正常。

随着病程延长，血压会持续升高，逐渐出现各种症状。这一时段被称为缓进型高血压病。

缓进型高血压病常见的临床症状有头痛、头晕、眼花、耳鸣、记忆力减退、肢体麻木、夜尿增多、心悸、胸闷、烦躁等。

当血压突然升高到一定程度的时候，会出现剧烈头痛、呕吐、心悸、眩晕等症状，严重时会发生神志不清、抽搐。此类属于急进型高血压和高血压危重症，多会在短期内发生严重的心、脑、肾等器官的损害和病变，如卒中、心梗、肾衰竭等并发症。

高血压患者的血压随着季、昼夜、情绪等有较大波动，冬季血压较高，夏季较低，夜间血压较低，早晨起床后血压迅速升高。

预防高血压应"管住嘴、迈开腿"

高血压虽然已经成为威胁人类健康的罪魁祸首，但目前对于高血压病没有彻底的治疗方法，如果感觉血压不稳定，家里应该备一个血压计，学会测量血压，每隔1～2周测量一次血压。如果血压持续偏高，应及时就诊，通过综合干预或是药物治疗进行控制。在日常生活中一定要加强对此病的预防。

控制饮食，养成规律的饮食习惯，忌暴饮暴食，每日三餐定时定量，减轻胰岛负担。吃的食物要要以清淡、低盐、低脂为主，减少甜食或碳水化合物的摄入。

戒烟戒酒，吸烟会加重动脉粥样硬化、引起血管痉挛，喝酒会引起血压升高，所以要预防高血压就得戒烟戒酒。

控制体重，调查显示，有30%以上的高血压患者体重超标。这是因为，肥胖者体内血容量增加，肾上腺素活性增高，进而引起血压升高，所以体重超标者要注意减肥。

放松心态，老年人更要看淡一切，学会调整心态，控制情绪。

适当运动，除了管住嘴外，迈开腿也很重要。老年人要进行适量的运动，比如步行、慢跑、太极拳等运动，可增强心脑血管的功能、改善供血，对预防高血压、高脂血症均有效果。

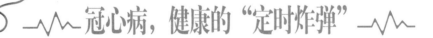

冠心病，健康的"定时炸弹"

检查冠心病，不能单凭心电图

61岁的安先生不抽烟、不喝酒，身体一向健康。国庆前夕，因为儿子乔迁新居，安先生也赶过去帮忙。在搬了几件小家具上楼后，安先生突然感到胸口发痛，冷汗直冒。见势不妙，家人立刻将其送到附近的医院，经急诊诊断后，考虑安先生患的是急性心梗，立即安排进入抢救室。

刚进急救室，林先生就出现了四肢抽搐、意识不清的症状，一度还停止了心跳。急救医生立刻为他进行气管插管，上呼吸机辅助呼吸，医护人员连续为其进行胸外心脏按压。经过1个小时的抢救，安先生才恢复了心跳。

醒来后的安先生认为，自己平时仅有一点血压高，上个月体检的时候也没有发现心脏病，没想到竟然出现这么危急的状况。

对此，主治大夫告诉他：在一般的健康体检中，心脏检查只有心电图以及测心率两项，但心电图和心率并不能完全查出是否存在冠状动脉狭窄，血栓等隐患，而这正是导致心梗的直接原因，而冠心病在非发作期间，有些人的心电图是正常的。

冠心病应做哪些检查

冠心病即冠状动脉粥样硬化性心脏病，是冠状动脉粥样硬化使血管腔阻塞，导致心肌缺血、缺氧而引起的心脏病。

世界卫生组织将冠心病分为5大类：无症状心肌缺血（隐匿性冠心病）、心绞痛、心肌梗死、缺血性心力衰竭（缺血性心脏病）和猝死5种临床类型。

冠心病并不一定都有症状，早期斑块尚未造成严重血管堵塞时，患者无论活动还是休息，并不一定有明显症状，这又被称为"无症状型冠心病"。

可当粥样斑块逐渐长大，向血管内突起，造成血管狭窄后，患者运动出现供血不足，就会导致心肌缺血。此时患者再活动，便可能出现胸闷胸痛症状，也就是"心绞痛型冠心病"。冠心病是老年人的多发疾病，该病的出现容易诱发其他更严重的心血管疾病，甚至危及生命。

除了心电图外，冠心病的检查还要通过冠状动脉造影、超声等检查。

心电图是冠心病诊断中最早、最常用和最基本的诊断方法，心电图使用方便，易于普及，当患者病情变化时便可及时捕捉其变化情况，并能连续动态观察和进行各种负荷试验，以提高其诊断敏感性。无论是心绞痛或心肌梗，都有其典型的心电图变化。

冠状动脉造影是目前冠心病诊断的"金标准"。可以明确冠状动脉有无狭窄，狭窄的部位、程度、范围等，并可据此指导进一步治疗所应采取的措施。结合左心室造影，可以对心功能进行评价。

心脏超声可以对心脏形态、室壁运动以及左心室功能进行检查，是目前最常用的检查手段之一。

血管内超声可以明确冠状动脉内的管壁形态及狭窄程度，是一项很有前景的新技术。尤其适用于造影剂过敏，不能做冠状动脉造影者。

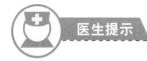
医生提示

如何预防冠心病

预防冠心病，除了建立良好的生活习惯外，还要注意饮食清淡，不吃动物内脏、高油脂、高盐食物，戒烟限酒，合理运动。此外，冠心病也与高血压、糖尿病等老年慢性疾病有关，所以在日常生活中也要积极防治与冠心病关系密切的老年慢性疾病。生活中，一旦出现不明原因的胸闷胸痛症状，尤其是活动时出现者，必须及时到医院进行检查。

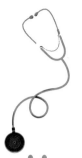

糖尿病，不再是富贵病

安度晚年不与糖尿病"结缘"

人体内的血糖是维持正常生命活动的基本能源，人体中的胰岛素是唯一可以降低血糖的激素，健康的人体会不断地分泌胰岛素，并且会根据需要自动调整分泌量，当人体中的血糖含量高于正常值时就有可能患糖尿病。

糖尿病是因为患者体内的胰岛素相对或绝对不足，影响机体糖代谢的正常进行，从而产生高血糖。

它是由于胰岛素分泌功能缺陷或胰岛素作用缺陷所引起，以慢性高血糖伴碳水化合物、脂肪及蛋白质代谢障碍为主要特征的代谢性疾病。糖尿病的种类主要有1型糖尿病、2型糖尿病以及其他特殊类型的糖尿病，其中2型糖尿病最为常见。

过去，糖尿病被称为"富贵病"，意思是因为生活条件太好，吃的大鱼大肉过量、饮食过于精细才引发了这种疾病。

现在，随着我国糖尿病患者数量的迅速增加，"富贵病"这个帽子被彻底摘除，糖尿病已经不是那个以前仅少数有钱人才会得的"富贵病"。统计数据显示，目前我国糖尿病患病率已达9.7%，相当于10个人当中就有1名"糖人"。此外，还有11.95%的人属于糖尿病前期。

糖尿病是老年人的多发病、常见病，同时糖尿病及其并发症已成为继心血管及脑血管疾病之后的主要死亡原因，已是老年人的主要健康问题。所以，作为子女，为了父母的健康，一定要重视老人的血糖水平。

另外，值得引起注意的是，现在糖尿病的发病群体越来越年轻化，所以，预防糖尿病除了老年人外，中青年人也需要引起重视。

老年糖尿病患者发病时，常没有"三多一少"（多饮、多尿、多食、消瘦）的典型糖尿病症状，而以慢性并发症的症状出现。所以，判断老年人是否患有糖尿病时，不能简单地从"三多一少"这个症状入手，当老年人经常出现疲劳、乏力、视力模糊，伤口久治不愈等情形时，就应及早就医。

如果出现高血压、高脂血症、肥胖、动脉粥样硬化症、冠心病及手足麻木等情况，应及时查血糖，发现高血糖需进一步做糖尿病筛查，以免因延误最佳治疗时机而使老年糖尿病患者备受折磨。

老年糖尿病筛查要做哪些检查

首先是血糖检查，这个是必查项目。除了查空腹血糖、口服耐糖量试验，糖化血红蛋白也应该检查，它能够反映受检者最近1～2个月的血糖平均水平，起到监测血糖的作用。

其次是肾功能检查。糖尿病会引发多种并发症，其中最常见的就是肾脏病变，出现肾炎、肾衰竭等严重情况，所以老年人在做糖尿病筛查的时候应该检查肾功能，以便及时发现问题。特别是当出现颜面或者四肢水肿的情况时，就应该密切关注尿常规、肾功能检查指标。

另外，还应该做眼底检查和心血管检查。糖尿病会导致患者的视网膜病变、心肌病变、大血管病变等，严重者会引起失明、心力衰竭等，所以早发现可以摆脱这类风险。

糖尿病诊断标准

2010年，美国糖尿病学会（ADA）已正式批准糖化血红蛋白A1c（HbA1c）可作为糖尿病的一项诊断标准，其具体指标如下。

1. 糖化血红蛋白（HbA1c）水平≥6.5%。

2. 空腹血糖（FPG）≥126mg/dL（7.0mmol/L）。

3. 口服糖耐量试验（OGTT）时2h血糖≥200mg/dL（11.1mmol/L）。

4. 伴有典型的高血糖或高血糖危象症状的患者，随机血糖≥200mg/dL（11.1mmol/L）。

有高血糖症状（多饮、多尿、多食、体重减轻等），并且在上述四项中，符合任何一项者都可确诊为糖尿病。在无明确高血糖症状时，需通过重复检测来证实标准前3项。

目前，国内卫生部门的标准是选择空腹血糖、随机血糖筛查为最常规筛查方法，在条件允许的时候，尽可能进行OGTT检查，HbA1c暂不推荐。当有典型的糖尿病症状，并符合前者任意一条者即可诊断为糖尿病。无明确的糖尿病症状，需要进行复查。

养成好习惯预防糖尿病

目前，医学界并没有完全有效的方法治疗糖尿病，所以一旦患上糖尿病，治疗起来就是一个长期，甚至终身需要持续的过程，需要长期监测自己的血糖、血压等，不能盲目跟风，追求短期效果。

由于糖尿病已经发展成了一种常见病，所以，正常人，特别是老年人一定要注重预防，养成良好的生活习惯。

从日常行为做起，制定好饮食是预防糖尿病的基础。每天摄入多少食物，要以每日所需营养为基准，不能过量。严格控制胆固醇和脂肪的摄入量，少食腌制的高盐食品。

除了控制饮食，还要戒除吸烟、酗酒等不良习惯，并保证每日进行一定量的体力活动，使得体重达到并保持在标准体重的上下5%。

肿瘤筛查，提前发现癌变的蛛丝马迹

40年的老烟民患上肺癌

老秦今年63岁，从10几岁就开始抽烟，到现在已经抽了40多年了，属于典型的老烟民。每日里只要醒着，几乎是烟不离手，平均每天要抽两包。家人劝阻无数次，但效果微乎其微。

前些年，老秦被查出得了糖尿病，家人医生都纷纷劝他戒烟，但老秦还是离不了这一口。前几天，老秦的儿子带着他去复查糖尿病的情况，却又意外地查出了肺癌。

肺癌发病的首位高危因素是吸烟，经证明，肺癌与吸烟开始的年龄、吸烟年数、每天吸烟支数、烟的种类等都有关系。

吸烟者患肺癌的概率比不吸烟者高10倍以上。老秦的血糖本身又高，现在是属于"险上加险"了。由于肺组织无痛觉神经，肺癌患者在早期通常感觉不到有明显的症状，等到身体出现咳嗽、低热、痰中带血、胸痛这些症状时已是中晚期。

除了肺癌外，胃癌、结直肠癌、肝癌、食管癌是我国发病率排名前五的恶性肿瘤，死亡率非常高。它们的共同特点是早期治疗效果较理想，到了中晚期转移复发概率高，因此抗癌的关键是早发现、早诊断及早治疗。

普通健康体检不能代替肿瘤筛查

普通健康体检是对心、肝、肾、血糖、血脂、血压等进行检查，掌握人体的一般状况，可早期发现一些常见的疾病。但是，普通健康体检一般较难发现早期肿瘤。

现在，不少医院推出了肿瘤筛查的项目，是一种专门针对肿瘤的体检项目，其中的肿瘤标志物检查，可发现人们体内的早期恶性肿瘤的"蛛丝马迹"。

肿瘤分为良性肿瘤和恶性肿瘤两大类，人们常说的"癌症"是恶性肿瘤的一种。

良性肿瘤的特点是不会转移，生长速度较慢，对于身体的危害程度相对较小。常见的良性肿瘤有肝脏囊肿、脂肪瘤、乳腺纤维瘤等。

恶性肿瘤具有无限制地向外周扩散、浸润、转移的特点，对于身体的危害程度相当大。

肿瘤标志物是肿瘤自身所分泌，能够反映肿瘤存在的一种物质，一般通过血检能检测其是否异常。

当然，不同的肿瘤对应不同的诊断指标，一般有意义的诊断指标有20多个，如癌胚抗原（CEA）是广谱的肿瘤标志物，其显著增高主要见于结肠癌、胃癌、肺癌、乳腺癌等；糖类抗原（CA125）用于卵巢癌的诊断。

一般来说，肿瘤筛查需要组合性地检测多个常用肿瘤标志物，这样才不至于出现"漏网之鱼"。

影像检查已被普遍地用于各种疾病的诊断，这其中胸片、电子胃肠镜、彩色B超等已被人们所熟知。能够检诊肿瘤的特殊检查也有不少，如CT、磁共振、PET-CT等，其中PET-CT对肺癌的诊断特别有意义。

肿瘤高发的人群如经常抽烟者、乙肝携带者、老年人、有肿瘤家族遗传史的，应该一年至少体检一次。

不要让不良生活引发肿瘤

"祸从口出，病从口入"，不少恶性肿瘤并不会无缘无故地引起，它是被人们不良的生活习惯"勾引"出来的。比如，在日常的饮食中经常过量食用高脂肪、高热量的食物，而不吃蔬菜就容易诱发肠癌；在家里或者办公场所吸烟，除了累及自身外，还容易导致周围很多无辜的"二手烟"吸入者也患上肺癌；而性生活混乱、感染HPV（人乳头状病毒）则使得宫颈癌发病率上升……这些诱发肿瘤的不良生活习惯完全可以控制。此外，胃溃疡、慢性萎缩性胃炎、慢性肝炎等疾病属于"癌前病变"，如果治疗不及时，在这些病变的基础上非常容易发展为癌症。因此，对于一些容易引起恶性肿瘤的疾患一定要早治疗，防患于未然。

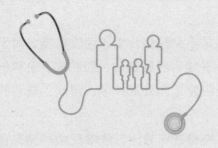

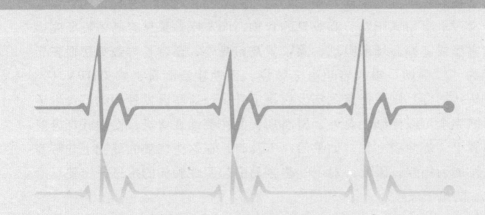

血常规、尿常规、便常规……
各种检查五花八门，
检查后的报告更是眼花缭乱，
不是不想看，是看不懂！
其实，万变不离其宗，
血常规先看红细胞、白细胞、血小板总数，
尿常规主要看肌酐、尿蛋白和尿酸，
乳腺问题需要结合触诊与B超……
掌握疾病与关键数据的关系，
你会轻松读懂自己的体检报告，
进而积累自身的健康大数据。

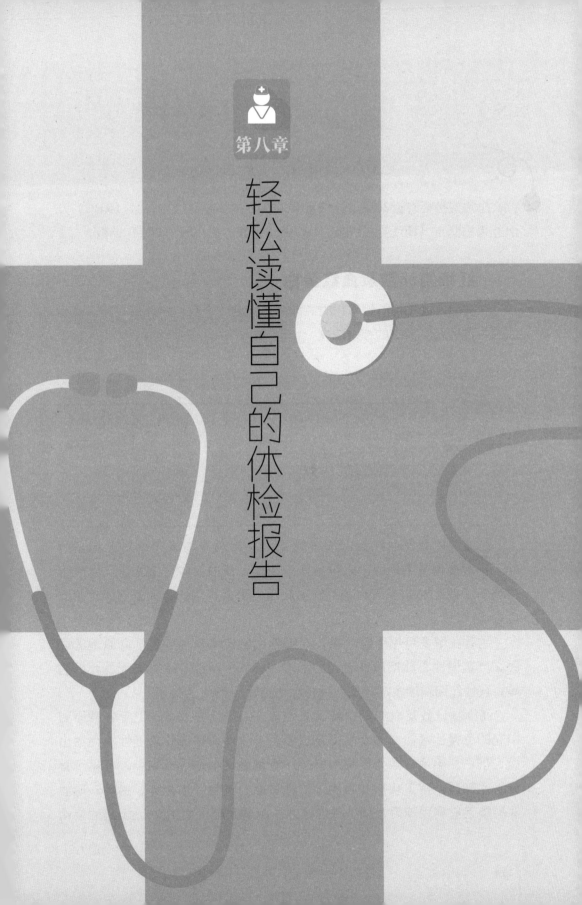

第八章

轻松读懂自己的体检报告

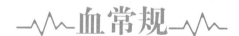

血常规

血常规指标有近20项，比较重要的几项指标是红细胞计数（RBC）及血红蛋白测定（Hb）、白细胞（WBC）计数、血小板（PLT）计数。

红细胞计数及血红蛋白

红细胞计数是指单位体积内血液中红细胞的个数，血红蛋白测定是指血液中各种血红蛋白的综合浓度。

红细胞计数及血红蛋白测定正常参考值

人群	红细胞计数 / （10^{12}/L）	血红蛋白 / （g/L）
男性	4.0~5.5	120~160
女性	3.5~5.0	110~150
新生儿	6.0~7.0	170~200

红细胞计数及血红蛋白增多的原因有相对性增多和绝对性增多两种。相对性增多见于因脱水导致血液浓缩，使血液中血细胞及其血红蛋白增多。此类疾病多表现为呕吐、腹泻、大面积烧伤、大量出汗、甲亢危象等。

绝对性增多可见于因缺氧，红细胞代偿性增多，多见于高原地区居民，严重慢性心肺疾病患者，如阻塞性肺气肿、肺心病、先天性心脏病等；真性红细胞增多症，是一种骨髓增殖性疾病。

红细胞计数及血红蛋白减少原因有红细胞丢失过多，见于各种原因引起的急慢性嗜血，如女性月经过多，消化性溃疡导致急慢性消化道出血，创伤、手术导致急性失血等。还有就是红细胞生成减少，多见于骨髓功能障碍，常见疾病有再生障碍性贫血、骨髓纤维化等。另外，造血原料缺乏或利用障碍，如缺铁性贫血、叶酸及维生素B_{12}缺乏引起的巨幼细胞性贫血等也会引起红细胞计数减少。

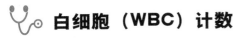 白细胞（WBC）计数

白细胞正常参考值

人群	白细胞计数／（10^9/L）
成人	4～10
新生儿	15.0～20

　　白细胞增高的病理性因素多见于化脓性细菌感染、尿毒症、各种恶性肿瘤以及严重损伤、大出血、白血病、急性中毒、传染性单核细胞增多症等。

　　白细胞计数降低多见于细菌感染和病毒性感染，比如流行性感冒、麻疹、病毒性肝炎等，有时候继发于其他疾病，如某些血液病、结缔组织病等。

　　有时白细胞会存在生理性波动，如剧烈运动、疼痛、恐惧等都会导致白细胞增多。在时间方面，一般来说，早晨较高，进食后也会略微增高，女性在经期、孕期、分娩期也会增高。

血小板计数

　　血小板计数的正常参考值是：（100～300）×10^9/L。血小板是凝血功能的重要因素之一，太低容易出血，出血后伤口不易愈合；太高容易形成血栓。血小板计数也会出现生理性的波动，如餐后、运动后、妊娠分娩期等。

　　以上3类细胞都在骨髓中分化、成熟，然后运行到全身。如果发现这3类细胞都减少，往往意味着骨髓增生障碍或有其他血液恶性疾病如白血病等，此时就需要查骨髓象来帮助明确诊断。

　　血常规是一项最基础的化验检查，临床医生要根据病情，结合体格检查，并参考血常规检查，进而做出正确的诊断和采取合适的治疗。有时血常规需多次检查，才能予以定论。

⌁⌁尿常规⌁⌁
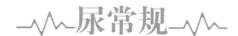

　　尿常规检查不仅是肾病患者的常用检查手段，也是其他某些疾病的辅助分析工具。尿常规的指标包括酸碱度（pH）、尿比重（SG）、尿胆原（URO或UBG）、隐血（BLO）、白细胞（WBC）、尿蛋白（PRO）、尿糖（GLU）、胆红素（BIL）、酮体（KET）、尿红细胞（RBC）、尿液颜色（GOL）。

检查指标	正常值	异常说明
尿液颜色（COL）	浅黄色至深黄色	黄绿色、尿浑浊、血红色等就说明有问题
酸碱度（pH）	4.5~9.0（平均值6.0）	增高常见于频繁呕吐、呼吸性碱中毒、泌尿系统感染、肾小管酸中毒等；降低常见于代谢性中度、酸中毒、糖尿病、痛风、尿路结核、低钾症等；
尿比重（SG）	1.015~1.025	增高多见于呕吐、腹泻、发热、急性肾炎、糖尿病等降低多见于尿崩症、饮水多、慢性肾盂肾炎等
尿胆原（URO）	3.2~16 μmol/L	阴性常见于完全阻塞性黄疸，增加见于溶血性疾病及肝实质性病变、内出血等
胆红素（BIL）	阴性（－）	阳性提示可能有肝细胞性或阻塞性黄疸、充血性心力衰竭、内出血等

续表

检查指标	正常值	异常说明
隐血（BLO）	阴性（−）	阳性时需同时看是否合并尿红细胞增多，多见于血尿或血红蛋白尿
白细胞（WBC）	阴性（−）	超过5个/高倍视野（HPF），提示可能尿路感染
红细胞（RBC）	阴性（−）	超过3个/高倍视野，提示可能泌尿道肿瘤、肾炎、尿路感染等
尿蛋白（PRO）	阴性（−）	阳性提示可能各种肾炎、泌尿系统感染、肾结石、全身性疾患累及肾脏等
尿葡萄糖（GLU）	阴性（−）	阳性提示可能有糖尿病、甲亢、慢性肝脏疾病、肢端肥大症等
尿酮体（KET）	阴性（−）	阳性提示可能有呕吐、发热、腹泻、营养不良、糖尿病等

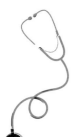

⟞⟋⟍⟍便常规⟋⟍⟍⟍

便常规的检验目的主要有了解消化道有无细菌感染以及寄生虫感染，大便潜血检查可作为消化道肿瘤的诊断筛查。

气味：如果大便的气味呈恶臭，多见于慢性肠炎、胰腺疾病、结肠癌等，若呈酸臭味，同时杂有气泡，常见于淀粉或糖类消化不良。

颜色：正常情况下，大便的颜色为淡黄色，随着饮水及出汗多少，色泽深浅或有不同。当服用碳剂、铋剂后，大便呈深浅不等无光泽的炭样黑色；上消化道出血，粪色黑而有光泽，呈柏油样的油黑色。大便呈白色的陶土色，多见于胆道阻塞，同时见便中有大量脂肪。曾服用钡餐者呈灰白色。有时候大便呈红色，这是由于新鲜血液混入粪便或附在粪便表面，常见于下消化道出血，以及痔疮、肛裂等。另外，服用一些药物，也容易引起大便颜色的变化。

性状：正常情况下，大便呈柱状，较软。如果是呈较硬的柱状，多见于习惯性便秘；羊粪粒状见于痉挛性便秘；扁形带状便可能由于肛门狭窄或肛门直肠附近有肿瘤挤压所致；糊状便见于过量饮食后及其他消化不良症；液状便见于食物中毒性腹泻及其他急性肠炎；血样便见于下消化道出血。

大便白细胞：正常情况下，大便白细胞几乎没有或者很少，如果大便中白细胞增多，多见于细菌性痢疾、小肠炎症、结肠炎症、过敏性肠炎或肠道寄生虫病。

大便潜血（OB）：正常为阴性，引起大便潜血阳性的原因有食用较多动物血、肝、绿叶蔬菜、口服铁剂等，病理性因素有消化性溃疡、消化道恶性肿瘤、急性胃黏膜病、肠结核、溃疡性结肠炎等。

粪胆原：正常为阳性，阴性多见于阻塞性黄疸呈阴性反应，部分梗阻或胆汁分泌功能障碍时为弱阳性。

粪胆素：正常情况为阴性，阳性多见于阻塞性黄疸，肝细胞性黄疸，先天性非溶血性黄疸。

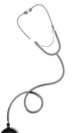

糖代谢相关指标

糖代谢检查主要包括空腹血糖测定和OGTT（口服葡萄糖耐量试验）、糖化血红蛋白。

正常人空腹血糖浓度为3.9～6.1mmol／L。空腹血糖浓度高于7.0mmol/L称为高血糖，常见于生理性增高，如高糖饮食、剧烈运动、情绪激动等，病理性增高常见于糖尿病、其他内分泌疾病、大手术、心梗、肝脏和胰腺疾病等。

空腹血糖低于3.9mmol／L称为低血糖，引起低血糖的原因有生理性减低，如饥饿、长期剧烈运动、妊娠等，病理性疾病有胰岛素裹入、肝脏疾病、酒精中毒、营养不良等。

OGTT检测结果中空腹血糖正常值3.9～6.1，生理学中餐后2h血糖升至最高，后逐步下降，测验结果中血糖分泌走势均符合生理变化，OGTT正常的2h后血糖为＜7.8，若＞11.1可诊断为糖尿病。

糖化血红蛋白的正常参考值为4.1%～6.5%，如果高于这一指标，说明血糖控制不理想。

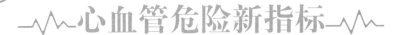

心血管危险新指标

心脑血管疾病是心脏血管和脑血管疾病的统称，泛指由于高脂血症、血液黏稠、动脉粥样硬化、高血压等所导致的心脏、大脑及全身组织发生缺血性或出血性疾病。比如，心绞痛、心肌梗死、脑血栓、男栓塞等，就属于心血管疾病的范畴。

心血管疾病严重威胁着人类健康，更是中老年人的常见病。近年来，这种疾病也呈年轻化的趋势。究其原因，年轻人工作压力大，酗酒、抽烟、熬夜是主要因素。

心血管的常规体检，除了上述的血常规、尿常规、血糖外，血脂检查是很重要的一项。血脂是血浆中的中性脂肪和类脂的总称，体检中的血脂检查主要是对血液中所含脂类进行定量测定，进而判断身体的疾病。

检查指标	正常值／（mmol/L）	异常说明
总胆固醇（TC）	2.8~5.2	增高多见于原发性高胆固醇血症和继发性高胆固醇血症，如动脉粥样硬化、肾病、甲减、糖尿病；长期食用高脂食物以及饮酒也容易导致总胆固醇增高
三酰甘油（TG）	0.56~1.70	增高见于冠心病、高血压、动脉粥样硬化症、肥胖症、糖尿病、甲减、肾病、阻塞性黄疸 降低见于甲亢、肝功能障碍、慢性肺病、脑梗死、肾上腺皮质功能减退

续表

检查指标	正常值／（mmol/L）	异常说明
高密度脂蛋白胆固醇（HDL-C）	1.03～2.07	增高对预防冠心病有重要作用，见于原发性高密度脂蛋白血症，此类人群较长寿；接受雌激素、胰岛素等药物治疗，也易增高 降低见于心脑血管疾病、糖尿病、慢性肾衰竭、肝病、营养不良、肥胖、长期吸烟者
低密度脂蛋白胆固醇（LDL-C）	青年人：2.7 老年人：3.1 >4.14为明显增高	增高见于遗传性高脂蛋白血症、冠心病、甲减、肾病、肝病、糖尿病、肥胖、阻塞性黄疸，也可见女性神经性厌食 降低见于高甲状腺素血症、急性心梗、骨髓瘤、创伤、严重肝病、营养不良及慢性贫血
脂蛋白Lp（a）	10～140	增高见于动脉粥样硬化性心脑血管疾病、急性心梗、家族性高胆固醇血症、糖尿病、大动脉瘤、急性风湿性关节炎 降低见于肝病、酗酒、摄入新霉素等药物之后
载脂蛋白A-Ⅰ（ApoA-Ⅰ）	男：0.96～1.75g/L 女：1.03～2.03g/L	增高见于酒精性肝炎、高α脂蛋白血症 降低见于冠心病、动脉硬化性疾病、未控制糖尿病、缺血性脑血管疾病、活动性肝炎、营养不良
载脂蛋白A-Ⅱ（ApoA-Ⅱ）	250～520mg/L	降低见于冠心病、糖尿病、肾病综合征、遗传性载脂蛋白A-Ⅰ缺乏症、眼角膜溃疡、重度营养不良、肝功能低下
载脂蛋白B（Apo-B）	男：0.43～1.28g/L 女：0.42～1.12g/L	增高是心血管疾病的危险因素，常见于Ⅱ型高脂血症、胆汁淤积、冠心病、神脑疾病、心脑血管疾病、肝炎等 降低见于肝功能损害、甲亢、低β脂蛋白血症

血液流变学监测指标

　　与血压、血脂、血管硬化度等指标相比，血液黏度等血液流变学指标的特点是不随着年龄的增大而增高。血液处于高黏滞的指标项目愈多，各指标异常程度愈高，意味着血液处于高黏滞状态愈严重，最终都会使脏器微循环血液灌注不足，可造成缺血、缺氧、酸中毒，出现微循环障碍。血液流变学检测指标主要观察三个：全血黏度、血浆黏度、红细胞沉降率。

　　全血黏度：是血浆黏度、血细胞压（比）积、红细胞变形性和聚集能力、血小板和白细胞流变特性的综合表现，是血液随不同流动状况（切变率）及其他条件而表现出的黏度，切变率低时血黏度高，随切变率的逐渐升高黏度逐渐下降，最后趋向一个平稳的数值。血液黏度增高可意思机体的病理状态，即高黏滞血症或高黏滞综合征，应积极采取措施预防血栓性疾病。

血液监测正常参考值

监测指标	正常参考值／mPa·s
全血黏度（高切）	4.44～4.9
全血黏度（中切）	5.45～6.35
全血黏度（低切）	8.23～9.57

　　全血黏度增高常见于：血浆蛋白异常，如巨球蛋白血症、多发性骨髓瘤、先天性高纤维蛋白血症等；红细胞数量增多，如原发性或继发性真性红细胞增多症、肺心病、白血病、高原环境、长期缺氧等造成红细胞增多的疾病，均可伴有血液黏度的增高；红细胞质异常，如红细胞聚集性增加、膜的流动性和稳定性下降等可使得血液在流动时阻力增加，属此类型血液黏度增高最典型的疾病为心肌梗死、冠心病；此外还可见于脑梗死、糖尿病、血栓闭塞性脉管炎、肺梗死、视网膜动静脉栓塞、镰状红细胞贫血、异常血红蛋白病、球形细胞增多症等。

全血黏度降低见于：出血性疾病，如出血性脑卒中、上消化道出血、鼻出血、功能性子宫出血等。这些疾病的特点是血液黏度降低与红细胞比积的减少成平行关系，是机体失血后组织内水分向血管内转移而使血液稀释的结果。另外，尚有一些疾病，如各种贫血症、尿毒症、肝硬化腹水症、急性肝炎等，也表现有低血黏度，但这类血液黏度降低与出血无关，而与慢性消耗性病理过程有关。

血浆黏度：是反映血液流动性的指标之一。通常血浆黏黏度主要依其高分子化合物的变化，诸如纤维蛋白原、球蛋白、血脂和糖类等浓度增加有关。血浆黏黏度增加导致血流不畅，甚至阻断，可反映淤血存在。正常参考值：1.64～1.78mPa·s。增高见于肿瘤、风湿、结核、感染、自身免疫性疾病、高脂血症、部分尿毒症。降低见于过量补液，肝、肾、心脏或不明原因引起的水肿，肾脏疾病、长期营养不良等。

红细胞沉降率：是指红细胞在一定条件下沉降的速度而言，简称血沉。对于健康人血沉数值波动于一个较狭窄的范围内。在许多病理情况下血沉明显增快。红细胞沉降是多种因素互相作用的结果。将抗凝的血静置于垂直竖立的小玻璃管中，由于红细胞的密度较大，受重力作用而自然下沉，正常情况下下沉十分缓慢，常以红细胞在第一小时末下沉的距离来表示红细胞沉降的速度（ESR）。

红细胞沉降率测定正常参考值

人群	年龄＜50岁／（mm/h）	年龄＞50岁／（mm/h）
男性	0～15	0～20
女性	0～20	0～30

红细胞沉降率增快常见于生理性增快和病理性增快，生理性增快常见于妇女月经期，妊娠3个月以上、60岁以上的高龄者。病理性增快见于各种炎症、组织损伤及坏死、恶性肿瘤、各种原因导致的高球蛋白血症、贫血、高胆固醇积压症等。血沉减慢临床意义较小，可因红细胞数量明显增多及纤维蛋白原含量严重减低所致见于各种原因所致的脱水血浓缩、真性红细胞增多症和弥漫性血管内凝血等。

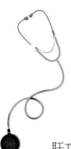

肝功能指标

肝功能指标的检查项目比较多，各个指标所代表的临床意义不相同。

肝功能常用指标图

血液检查的种类	正常参考值	诊断结果
天冬氨酸氨基转氨酶（AST）	10~40U/L	AST是反应肝细胞功能的指标，若肝细胞遭破坏AST升高，见于中毒性肝炎、肝硬化、脂肪肝、酒精肝、肝癌、心梗、心肌炎、心功能不全等
丙氨酸氨基转氨酶（ALT）	10~40U/L	ALT的临床诊断同AST一样
γ-谷氨酰转肽酶（γ-GT）	男性：11~50U/L 女性：7~32U/L	肝脏、胆道系统发生异常，导致胆汁分泌不畅，数值升高，常见于胆管阻塞性疾病、病毒性肝炎、肝硬化、酒精肝、脂肪肝、胰腺炎、药物性肝炎等
血清胆碱酯酶（CHE）	4~10kU/L	肝脏功能变异时数值下降，常见于肝癌、有机磷中毒以及各种慢性肝病，如肝炎、肝脓肿、肝硬化等 增高见于脂肪肝、肥胖症、肾脏疾病
血清总蛋白（TP）	65~85g/L	增高见于各种原因导致的血液浓缩（如脱水、休克）、多发性骨髓瘤、肾上腺皮质功能减退等 降低见于重症结核、肝脏疾病、营养及吸收障碍、蛋白质丢失过多、血清水分增加
血清白蛋白（ALB）	35~55g/L	白蛋白的临床诊断同血清总蛋白
白蛋白/球蛋白比值（A/G）	(1.5~2.5)：1	数值增高常见于结核病、自身免疫性疾病，如红斑狼疮、风湿性关节炎等 数值降低多见于严重肝功能损伤及M蛋白血症
血清总胆红素（TBIL）	3.4~21.0μmol/L	肝细胞、胆道出问题时，数值会升高，多见于造血系统功能紊乱、脾功能亢进、结石、肿瘤、炎症等引起的胆道梗阻、肝病变等

注：由于所用的试剂和仪器不同，各医院正常参考值可能存在差异。

肾功能指标

肾功能检查通常包括血肌酐（Cr）、血尿素氮（BUN）和血尿酸（UA），也称肾功三项，操作简便，可初筛肾功能情况。

血肌酐

正常参考值：男性44～133μmol/L，女性70～108μmol/L。

增高可见于严重肾功能不全、急慢性肾衰竭、肾小球肾炎、充血性心力衰竭、心肌炎、肌肉损伤、肢端肥大等。

降低可见于营养不良、多尿、肌肉萎缩性疾病、白血病、贫血、肝功能障碍等。

血尿素氮

正常参考值：成人3.2～7.1μmol/L，儿童1.8～6.5μmol/L。

增高见于肾炎、肾功能障碍、心力衰竭、休克、失水、大量内出血、前列腺肥大、尿路感染、膀胱肿瘤等。

降低较少见，除了妊娠、蛋白质营养不良等情况外，常表示有严重的肝病、肝坏死。

血尿酸

正常参考值：男性150～440μmol/L，女性95～360μmol/L。

增高见于痛风、子痫、多发性骨髓瘤、肾炎、肾结核、慢性白血病、肝病、甲减、白血病、酒精中毒、铅中毒等。

降低见于恶性贫血、范可尼综合征，使用阿司匹林，先天性黄嘌呤氧化酶和嘌呤核苷磷酸化酶缺乏等。

血电解质指标

人体血液中电解质的主要作用是维持电离平衡和保持血液一定的pH值。比如，人体在日常生活中要摄入食盐（NaCl），这样有很多的钠离子（Na^+）和氯离子（Cl^-）会进入血液，从而改变血液中的离子比例，使得阳离子浓度增加，这些电解质就会中和这些多出来的阳离子。当人体排尿时，使得钾离子和钠离子排出体外后，电解质又需要改变其浓度。

电解质	正常参考值	异常诊断
钾（K）	3.5~5.5mmol/L	增高见于钾排泄障碍，比如肾衰竭、肾上腺皮质功能减退症、长期使用保钾利尿药物、长期低钠饮食等；大面积烧伤、创伤、组织挤压伤、呼吸障碍、低醛固酮血症、重度溶血等 降低见于肾上腺皮质功能亢进、呕吐、腹泻、服用利尿剂和胰岛素、钡盐中毒、代谢性碱中毒、低钾饮食等
钠（Na）	135~145mmol/L	增高见于垂体前叶肿瘤、肾上腺皮质功能亢进、严重脱水、中枢性尿崩症、过多输入含钠盐溶液、脑创伤、脑血管意外等 降低见于糖尿病、肾上腺皮质功能不全、消化液丢失过多（如呕吐、腹泻）、严重肾盂肾炎、肾小管严重损害、应用利尿剂大量出汗、大面积烧伤、尿毒症的多尿期等
钙（Ca）	2.25~2.58mmol/L	增高见于骨肿瘤、甲亢、维生素D过多症、结节病、急性骨萎缩、多发性骨髓瘤等 降低见于维生素D缺乏症、老年骨质疏松症、恶性肿瘤、严重肝病、甲状旁腺功能减退、慢性肾衰竭、佝偻病、软骨病、吸收不良等
氯（Cl）	95~105mmol/L	增高见于脱水引起的高钠血症、高氯性代谢性酸中毒、肾炎少尿等 降低见于低钠血症、呕吐、腹泻、消化液大量丢失、肾功能减退等

电解质	正常参考值	异常诊断
磷（P）	0.97~1.61mmol/L	增高见于慢性肾炎、急慢性肾功能不全、甲状旁腺功能减退症、维生素D过多症、尿毒症、多发性骨髓瘤及骨折愈合期等 降低见于肾衰竭、佝偻病、软骨病、糖尿病、肾小管病变、甲亢、长期腹泻、维生素D过少症等
镁（Mg）	0.6~1.2mmol/L	增高见于甲减、甲状旁腺功能减退症、肾衰竭、多发性骨髓瘤、严重脱水症、关节炎、镁制剂治疗过量、糖尿病昏迷等 降低见于呕吐、腹泻、慢性肾衰竭、甲亢、甲状旁腺功能亢进、长期使用糖皮质激素者、高血钙、糖尿病酮中毒、低白蛋白血症等
锌（Zn）	11.6~25.5μmol/L	增高见于工业污染引起的锌中毒、甲亢、风湿性心脏病、子宫肌瘤、局灶性脑病 降低见于营养不良、酒精肝、肺癌、心梗、白血病、慢性感染、贫血、肠胃吸收障碍等
铜（Cu）	男性： 11.0~22.0μmol/L 女性： 12.5~24.0μmol/L	增高见于甲亢、白血病、各种淋巴瘤、胆汁性肝硬化、伤寒、肺结核、贫血等 降低见于中性粒细胞减少症、腹泻、肾病综合征、低蛋白血症等
碘（I）	4.5~9.0μg/L	增高见于摄入高碘食物、高碘性甲状腺肿、高碘性甲亢等 降低见于长期碘摄入不足，比如地方性克汀病
铅（Pb）	1.93~4.83μmol/L	增高多见于铅中毒
铁（Fe）	男性： 8.95~28.64μmol/L 女性： 7.16~26.85μmol/L	增高见于再生障碍性贫血、溶血性贫血、巨幼细胞性贫血、急性病毒性肝炎、肝坏死、维生素B₆缺乏症、铅中毒 降低见于缺铁性贫血、尿毒症、痔疮、铁吸收障碍、恶性肿瘤等

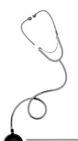

⌇⌇甲状腺功能指标⌇⌇

检查项目	正常参考值	异常诊断
促甲状腺素 (TSH)	2～10mU/L	增高见于原发性甲状腺功能减退，异源促甲状腺素分泌综合征、垂体促甲状腺素不恰当分泌综合征、甲状腺炎等 降低见于甲状腺功能亢进、继发性甲状腺功能减退、腺垂体功能减退、肢端肥大症、皮质醇增多症等
总甲状腺素 (TT4)	65～15nmol/L	增高见于甲状腺功能亢进、甲状腺炎、肝炎、促甲状腺素不适当分泌征等 降低见于甲状腺功能减退、甲状腺缺如、肝病、肾病、传染病、恶性肿瘤、心梗等
总三碘甲状腺原氨酸 (TT3)	1.6～3.0nmol/L	增高见于甲状腺功能亢进、甲状腺瘤、多发性甲状腺结节性肿大等 降低见于甲状腺功能减退等
游离三碘甲状腺原氨酸 (FT3)	6.0～11.4pmol/L	增高见于甲状腺功能亢进、甲状腺激素不敏感综合征等 降低见于低三碘甲腺原氨酸综合征、慢性淋巴细胞性甲状腺炎晚期等
游离四碘甲状腺原氨酸 (FT4)	10.3～25.7pmol/L	增高见于甲状腺功能亢进、甲状腺功能亢进危象、多结节性甲状腺肿等 降低见于甲状腺功能减退、肾病综合征等
促甲状腺激素 (TRH)	2～10mU/L	增高见于原发性甲状腺功能减退、慢性淋巴细胞性甲状腺炎、地甲病、单纯性甲状腺肿、组织对甲状腺素不敏感综合征 降低见于原发性甲状腺功能亢进、自主性甲状腺腺瘤、垂体肿瘤、糖尿病、使用糖皮质激素或多巴胺等药物、抑郁症等

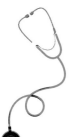

～～骨密度指标～～

骨密度是用T值和Z值来表示的，是仪器直接得出的结论。

T值是将检查所得到骨密度（BMD）与正常年轻人群的BMD相比，以得出高出（+）或低于（-）年轻人的标准差（SD）数，是诊断骨质疏松症最有意义的数值。

Z值是将检查所测得的骨密度与正常同龄人群的骨密度比较而得出的值。虽然Z值对诊断骨质疏松症的意义不大，但是可以反映骨质疏松的严重程度。

实际临床工作中通常用T值来判断骨密度是否正常，世界卫生组织（WHO）推荐的诊断标准是：骨密度T值>-1.0为正常（一般人的T值在-1～1之间）；-2.5<T值<-1.0为骨量减少；T值<-2.5为骨质疏松。如果骨量减少，就需要引起注意。

一般来说，骨密度每减少一个标准差值，都预示今后发生骨折的风险将增加约50%。患上骨质疏松，则要进行治疗。

骨密度判断表

T值	结论
>-1.0	正常
-1.0～-2.5	骨量减少
<-2.5	骨质疏松
≤-2.5+脆性骨折	严重骨质疏松

免疫功能指标

　　免疫系统是机体的防御系统，它不仅能抵御外来的细菌、真菌、病毒和其他有害物质的侵袭，还能清除体内衰老、突变、恶化或死亡的细胞，保护机体的健康。免疫系统主要有免疫器官、免疫细胞及免疫分子组成，免疫系统各组分功能的正常是维持机体免疫功能相对稳定的保证。免疫学检查主要是检测血液中的免疫球蛋白和补体。

免疫学检查报告对照表

检测项目	正常参考值/(g/L)	临床意义
免疫球蛋白G (IgG)	7.0~16.6	免疫球蛋白的血清含量与年龄有一定关系，儿童偏低，随着年龄的增长其含量逐渐升高。增高见于IgG型多发性骨髓瘤、慢性肝病、慢性感染、结缔组织病、恶性淋巴瘤以及自身免疫性疾病 降低见于先天性免疫缺陷病、肾病综合征、蛋白丢失性疾病、病毒感染
免疫球蛋白A (IgA)	0.7~3.5	增高见于肝脏疾病、系统星红斑狼疮、IgA型多发性骨髓瘤、肺结核、急性肾炎、湿疹等 降低见于免疫缺陷病、后天性低丙种球蛋白血症、肾病综合征、慢性淋巴细胞性白血病、甲亢等
免疫球蛋白M (IgM)	0.5~2.6	增高见于巨球蛋白血症、病毒性肝炎急性期、结缔组织疾病、恶性肿瘤、传染性单核细胞增多症、类风湿性关节炎、系统性红斑狼疮等 降低见于先天性免疫缺陷症、IgA、IgG 型的多发性骨髓瘤、何杰金病、慢性淋巴细胞性白血病、肾病综合征及代谢性疾病等
补体C3 (C3)	0.8~1.5	增高见于急性心肌梗死、皮肌炎、结节性动脉周围炎、急性风湿病、溃疡性结肠炎、组织损伤期及糖尿病等 降低见于急性和某些慢性肾小球肾炎，各种活动性自身免疫病如慢性肝病、SLE、自身免疫性溶血性贫血及链球菌感染后肾炎等
补体C4 (C4)	0.2~0.6	增高见于各种传染病、急性炎症、风湿热急性期、心梗、组织损伤等 降低见于自身免疫性慢性活动性肝炎、多发性硬化症、类风湿性关节炎、IgA肾病、链球菌感染后、肾小球肾炎早期等

—〜〜人体成分分析〜〜—

人的身体是由水分、蛋白质、无机盐、脂肪等成分构成，身体成分的不均衡将会导致肥胖、营养不良、骨质疏松、水肿等疾病。

人体成分分析是运用人体成分分析仪器进行测试，将测试数据通过健康管理软件进行分析，能够显示出受检者当前的体重、身体成分比例、肥胖度、基础代谢量、肌肉含量、推定骨骼含量、脂肪比率、内脏脂肪水平、锻炼习惯等数据，甚至连锻炼习惯也可精确到手脚左右分别的各项指数。

体重=身体水分重量+蛋白质+无机盐+体脂肪，一个人在体重标准的情况下，体内各主要物质的比例大致分别是60%的水分、20%的蛋白质、5%的无机盐、15%的身体脂肪。

各物质互相平衡发展、制衡，比例适当才能使机体更健康。如果身体水分不平衡，常表现为水肿，缺少蛋白质容易导致营养失调，缺少无机盐会导致骨质疏松，脂肪超标会导致肥胖。

肥胖诊断

身体质量指数（BMI）：$BMI = 体重（kg）/身高^2（m^2）$。

按世界卫生组织的标准，男性的BMI＞27，女性BMI＞25即为肥胖。但身高较矮或肌肉量多的人，虽然脂肪量不超标，仍有可能被误判为体重超标或肥胖。

所以，即使外观肥胖，也应通过身体成分分析，测算脂肪和肌肉的比例，判断是否真正肥胖。

例如：即使体重和脂肪都低于标准，如果骨骼肌肉量也符合标准，则属于低脂肪肌肉型；反之，如果骨骼肌肉量达到标准，而体重和脂肪超标，则属肥胖。

因此，最理想的状态是体重、骨骼肌肉量、体内脂肪量都维持标准，只有这样才能真正称得上健康。

体内脂肪率（PBF）

体内脂肪率=脂肪重量/体重×100%，具体方法就是先通过身体成分测定的数据，计算出体内脂肪量所占体重的比率，然后与标准值对比。

以成人为准，标准值为：男性12%～20%，女性为20%～28%。超出数值范围则被视为脂肪型肥胖。

内脏脂肪面积（VFA）

正常参考值：<10cm²，100～150cm²属于增高，>150cm²属于显著增高。

核算包括综合评价在内的各项标准分数，根据等级和分数进行划分后，对健康状态做出具体评价。

这一结果虽不是绝对的评价指标，但清楚地对被检测者的身体做出了综合评价，有利于使用者正确认识自己的身体状况。

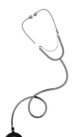

⟋⟍平衡功能测试⟋⟍

据卫生部门的统计显示，我国60岁以上的老年人跌倒发生率为18%，80岁以上达24%。跌倒成为老年人伤害死亡的第4位原因，在65岁以上的老年人中为首位。跌倒导致老年人大量残疾并伴有死亡，严重影响了老年人的身心健康。跌倒是由多种复杂的因素引起的，其中老年人平衡功能的下降是引起老年人跌倒的主要原因。

平衡是指身体所处的一种姿势状态或在运动或受到外力作用时人体自动调整并维持姿势稳定性的一种能力，是一种自动反应，是人体维持正常体位及完成各项日常生活活动的基本保障。

人体正常姿势的维持依赖于前庭器官、视觉器官和本体感觉感受器的协同活动来完成，其中前庭器官的作用最为重要。

人的前庭器官由内耳中的三个半规管、椭圆囊和球囊组成，它们是人体对自身的姿势和运动状态以及头部在空间位置的感受器，在保持身体的平衡中起着重要的作用。老年人跌倒发生率高，与视觉、本体感觉及前庭觉功能的减退有关。

平衡功能检查法是用来检查前庭平衡功能是否正常的方法。检查平衡功能的方法很多，最简便的是观察法。

就是受检者双足并立，然后闭眼单脚站立，根据站立时间的长短来评价平衡能力。这是通过测量人体在没有任何可视参照物的情况下，仅依靠大脑前庭器官的平衡感受器和全身肌肉的协调运动，来维持身体重心在单脚支撑面上的时间，以反映平衡能力的强弱。

男性站立时间的正常参考值为：30～39岁为9秒；40～49岁8秒；50～59岁7秒；60～69岁5秒。女性较男性推迟10年计算，即：40～49岁9秒；50～59岁8秒；60～69岁7秒；70～79岁5秒。

观察法主要适用于疑有平衡功能障碍患者的快速筛选，简单易行，不需要特殊设备，但过于粗略和主观且缺乏量化指标。

还有一种叫做量表法，也称为功能性评定法，具有半定量性质。

目前常用的平衡量表包括：Berg平衡量表、Tinetti量表、"站立-走"计时测试、Fugl-Meyer平衡功能评定表和Iindmark平衡评估等。这里以常用的Fugl-Meyer平衡功能评定表为例，其检查的项目和得分设置如下。

Fugl-Meyer平衡功能评定表

内容	评分标准
支持坐位	0分：不能保持平衡
	1分：能保持平衡，但不超过5分钟
	2分：能保持平衡，超过5分钟
健侧展翅反应	0分：被推动时，无肩外展及伸肘
	1分：健肢有不完全反应
	2分：健肢有正常反应
患侧展翅反应	0分：被推动时，患肢无外展及伸肘
	1分：患肢有不完全反应
	2分：患肢有正常反应
支持站立	0分：不能站立
	1分：完全在他人帮助下站立
	2分：1人帮助站立1分钟
无支持站立	0分：不能站立
	1分：站立少于1分钟或身体摇摆
	2分：站立平衡多于1分钟
健肢站立	0分：维持平衡少于1~2秒
	1分：维持平衡4~9秒
	2分：维持平衡多于9秒
患肢站立	0分：维持平衡少于1~2秒
	1分：维持平衡4~9秒
	2分：维持平衡多于9秒

总分为14分，评分越低，说明平衡能力越弱。

除了上述的测试外，电子平衡测试仪是目前临床和科研院所常用的用来定量测试平衡功能的仪器。

平衡功能测试仪主要有压力传感器、电子计算机及专用软件三部分构成。压力传感器可以记录到身体的摇摆情况并将记录到的信号转化成数据输入计算机，通过软件对接收到的数据进行分析，实时描记压力中心在平板上的投影与时间的关系曲线，形成了定量姿势图，可以记录到肉眼不能发现的极小量的姿势摇摆模式。

肿瘤标志物解读

肿瘤标志物是癌细胞分泌或脱落到体液或组织中的物质，或人体对体内新生物（癌）的反应而产生并进入到体液或组织中的物质，这些物质有的不存在于正常人体内，只存在于胚胎中，有的正常人体内含量很低，在肿瘤患者体内才出现高表达，含量超过正常人。

目前，具有明确诊断作用的标志物不是很多，能够成功应用到肿瘤临床诊断、治疗、追踪复发转移的标志物只有20余种。这里介绍几种常见肿瘤的肿瘤标志物。

肿瘤标志物监测参考值

肿瘤标志物	正常参考值
癌胚抗原（CEA）	＜5.0μg/L
糖类抗原125（CA125）	＜35000U/L
糖类抗原15-3（CA15-3）	＜25000U/L
糖类抗原19-9（CA19-9）	＜37000U/L
糖类抗原242（CA242）	＜20kU/L
糖类抗原50（CA50）	＜20000U/L
甲胎蛋白（AFP）	＜25μg/L
α-L-岩藻糖苷酶（AFU）	324±90μmol/L
前列腺特异性抗原（PSA）	＜4.0μg/L

癌胚抗原（CEA）

CEA是一种酸性糖蛋白，存在于消化道上皮组织、胰腺、肝脏、肺及乳腺等组织内，所以是广谱性肿瘤标志物。血清CEA升高，可见于恶性肿瘤，比如直肠癌、结肠癌、胰腺癌、乳腺癌、肺癌、胃癌等。此外，一些良性肿瘤及炎症等也容易引起CEA升高，如结肠炎、肠道息肉、胰腺炎、肝病、肺部疾病等。长期吸烟也能引起CEA的水平轻度升高。

糖类抗原125（CA125）

CA125对于女性来说需要引起特别关注，它是国际公认的卵巢肿瘤的主要相关抗原，在卵巢肿瘤的诊断、治疗、监测等方面作用显著，是卵巢肿瘤诊治过程中不可缺少的指标，同时也是非卵巢癌中的重要参考指标。血清CA125增高见于卵巢癌、乳腺癌、胰腺癌、胃癌、肺癌、结肠直肠癌。此外，非恶性肿瘤，如自身免疫紊乱、盆腔炎、卵巢囊肿、胰腺炎、肝炎、肝硬化等也会引起CA125不同程度升高。

糖类抗原15-3（CA15-3）

乳腺癌患者的CA15-3会明显升高，因此，CA15-3是乳腺癌的辅助诊断指标，但在乳腺癌早期敏感性不高。CA15-3增高还见于肺癌、结肠癌、宫颈癌等。当患有乳腺、肝、肺等的良性疾病时，CA15-3也会有不同程度的增高。

糖类抗原19-9（CA19-9）

CA19-9显著增高见于多种恶性胃肠疾病（如胰腺癌、肝胆系癌、胃癌、结直肠癌）的患者，一般性增高可见于慢性胰腺炎、胆石症、肝硬化、非恶性肝炎、肾功能不全、胆囊炎、糖尿病等。

糖类抗原242（CA242）

CA242临床上常用于胰腺癌、直肠癌的诊断分析。CA19-9和CA242联合检查已被证实对胰腺癌的诊断和预后判断有一定的作用。

糖类抗原50（CA50）

CA50因其广泛存在胰腺、胆囊、肝、胃、结直肠、膀胱、子宫，是一种普遍的肿瘤标志相关抗原，而不是特指某个器官的肿瘤标志物。所以在多种恶性肿瘤中可检出不同的阳性率。在胰腺癌、胆囊癌的阳性检测率达90%，对肝癌、胃癌、结直肠癌及卵巢肿瘤诊断亦有较高价值。在胰腺炎、结肠炎和肺炎发病时，CA50也会升高，炎症消除后会自动下降。

甲胎蛋白（AFP）

AFP是原发性肝癌最灵敏、最特异的肿瘤标志物，是诊断肝癌的最好指标。当血清中的AFP测定结果大于500μg/L以上，或含量不断增高时，更应高度警惕肝癌的风险。此外，AFP增高还见于生殖胚胎性肿瘤，如畸胎瘤、睾丸癌等；病毒性肝炎、慢性肝炎、肝硬化也会引起AFP增高，但通常是短暂的。

α-L-岩藻糖苷酶（AFU）

AFU是原发性肝癌的一种新的诊断标志物，原发性肝癌患者的AFU活力显著高于其他各类疾患（包括良、恶性肿瘤）。另外，在某些转移性肝癌、肺癌、乳腺癌、卵巢或子宫癌也可增高。

前列腺特异性抗原（PSA）

PSA是前列腺癌的特异性标志物，也是目前少数器官特异性肿瘤标志物之一。PSA增高除了见于前列腺癌外，前列腺炎、前列腺息肉、前列腺肥大、肾脏和泌尿生殖系统的疾病也可引起增高。

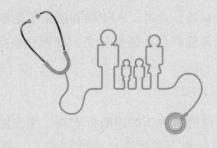

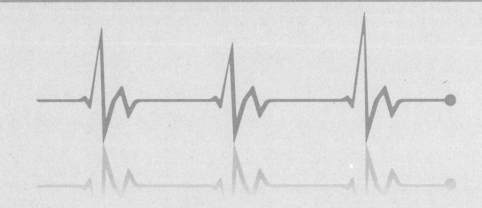

工作太忙，抽不出时间去医院，觉得正规体检机构花费太高，害怕扎针，不喜欢医院人多排队……拒绝体检的理由总是那么多。

其实，有些身体检查自己在家就能做，小小温度计，每日记录体温变化，食指、中指、无名指搭脉测心率，观察皮肤、指甲、舌头是否有变化，对着镜子检查乳房有无异常，家庭日常体检，简便安全效率高。

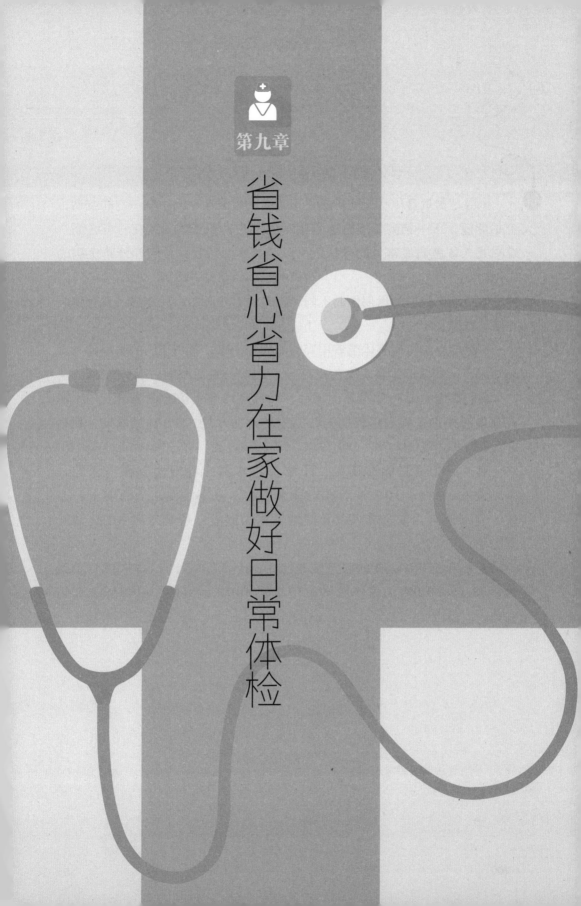

第九章

省钱省心省力在家做好日常体检

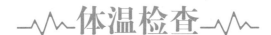

体温检查

体温是衡量身体状况的指标，正常人的体温在一天中有一定的波动，上午偏低，下午稍高，但总体是相对恒定的，即基本固定在一个区间。发热是人体患病最常见的症状，所以测量体温能起到预防和诊断疾病的作用。

体温测量根据测量部位的不同，常见的有三种：口腔体温、直肠体温和腋下体温。

口腔测温前应先将体温表用75%的酒精消毒，再将表内的水银柱甩至35℃以下，然后把体温表放在的舌下，闭口3分钟后取出，观察度数。

直肠测温法是将体温表消毒后，然后在盛有水银的球端涂上凡士林或其他润滑剂，将表轻轻插入肛门约3～4厘米处，3分钟后取出，观察度数。

腋下测温是先擦干腋窝下汗液，将体温计水银端放腋窝深处，紧贴皮肤，待5～10分钟后取出观察度数。腋下测温法最为安全、方便，特别适合儿童、老人以及病情较重的患者，是最为常用的体温测量方法。

正常情况下，人体的腋下温度为36.0～37.0℃，37.3～38℃为低热，38.1～39.0℃为重度发热，39.1℃～40℃为高热，40℃以上为超高热。

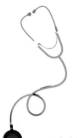

～～脉搏检查～～

脉搏在一定程度上反映心率、心律和心搏出量，所以测量脉搏变化能间接了解心脏的情况。

在家自我检测脉搏的方法是：平躺安静5分钟后，伸开左臂或右臂，手臂与心脏保持在同一水平位，掌心向上，将另外一只手的食指、中指、无名指搭按在伸开手臂的腕后桡动脉所在部位（手臂与手腕关节内侧连接处），或者将一手搭在另一手手腕处的拇指一侧，稍加寻找就会找到清晰的脉搏。保持正常均匀呼吸，计数一分钟。

正常成人在安静状态下，脉搏每分钟跳动60～100次，一般为72～80次，而且跳动均匀，节律一致。

其中，成年女性稍快，老人较慢。每分钟跳动超过100次，称心动过速；每分钟少于60次，称心动过缓。

出现脉搏异常，不一定是得了心脏病，但如果出现频繁的失常脉搏，就应去医院检查。老年人心率一般较慢，但只要不低于每分钟55次就属正常范围。

呼吸功能和体力测试

呼吸是人体与外界环境之间气体交换的过程，人体胸部的起伏一次就是一个呼吸过程，即一次吸气和一次呼气，每分钟呼吸的次数称为呼吸频率。呼吸功能测试就是在安静的状态下正常呼吸，然后记录每分钟的呼吸频率。

呼吸频率随着年龄、运动、情绪等因素的影响而变化，40岁的呼吸频率应该为10～16次/分钟；50岁为8～10次/分钟；60岁为5～10次/分钟。成人每分钟的呼吸频率超过24次，为呼吸增快或气促，多见于高热、缺氧症状。成人每分钟的呼吸频率少于10次，称为呼吸减慢。

测试呼吸功能还可以采取的方法是：深吸一口气，然后最大限度地屏气，如果一个年满50岁的人，能屏气30秒左右就证明肺功能良好。长时间屏气后，再慢慢呼出，呼出时间3秒为最理想。

体力测试最简单的方法是爬楼梯，如一步迈两个台阶，能快速爬上5楼，说明健康状况良好；一级一级登上5层楼，没有明显气喘现象，证明健康状况不错；如果气喘吁吁，为较差型；登上3楼就又累又喘，意味着身体虚弱。

体力测试还可以采取仰卧起坐的方式，仰卧地上或床上，双腿弯曲压住，双手交叉，置于胸部，抬起上半身向前倾，使双手能够碰到双脚。以1分钟为限，记录上半身坐直的次数。正常情况下，40岁35～40次/分钟为健康状况良好；50岁的正常值为25～30次/分钟；60岁正常值为15～20次/分钟。

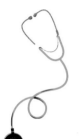

⼀〜皮肤检查〜⼀

皮肤也是人体健康的"晴雨表"，作为人体最大的器官，虽分布于体表，却与人体内在器官息息相连。皮肤的每一点变化并非偶然，很多疾病能够从皮肤颜色和皮肤的细微变化中观察出来。因此，在家中的日常体检中也要注意自己皮肤状态的变化。

皮肤和眼睛泛黄，可能是病毒性肝炎的急性期表现；面部肤色晦暗是肝炎信号之一，与太阳晒黑的皮肤不同，肝病患者会面部暗淡而无光泽度。

严重的黑眼圈也是慢性肝脏疾病的早期症状，其中大多数为慢性乙肝；肝病患者与常人的手掌颜色也大不相同，普通人的手掌颜色红润，而肝病患者手掌心泛白无血色。

如果一个人的脸色苍白，没有血色，可能患有贫血。皮肤均匀黑，与慢性疾病如肾上腺疾病、慢性肾病、阿狄森病有关。面部皮肤经常红光满面，显示可能患有高脂血症或高血压。

如果皮肤遇冷风、冷水就发红、发肿，长风团，伴瘙痒感，可能与冷球蛋白血症或多发性骨髓瘤有关。

如果皮肤上有类似结节性红斑的一些结节或脓肿，往往会有肠道克隆氏病，即慢性溃疡性结肠炎。

如果一个人上眼睑突然出现紫红色斑，或在额部或颈部等处也有类似的紫红斑。有时还会看到血丝样的东西，就要高度警惕皮肌炎的可能。

这是一种自身免疫性疾病，主要累及肌肉和肺部等，若同时伴有乏力，更应到医院检查是否患有这种疾病。

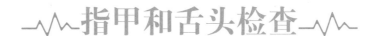指甲和舌头检查

看指甲和舌头的变化是中医常用到的诊疗方法，在家自己体检也可以采用此法。

非常苍白的指甲有时是上了年纪的象征。但是也可能是一些重大疾病的预告，比如贫血、充血性心力衰竭、糖尿病、肝病和营养不良等。

如果指甲有大片的白色和深色的边缘，这可能预示着肝脏问题，例如，你可以看出指甲呈现出黄疸病的特征，这是肝病的另外一个征兆。

形成黄指甲最常见的原因是真菌感染。随着感染的加重，甲床会缩回，然后指甲变得越来越厚，最后碎裂。

在极少数情况下，黄指甲可能表明一个更严重的疾病，如严重的甲状腺疾病或牛皮癣。指甲表面呈现出波纹或者坑坑洼洼，可能是牛皮癣或炎症性关节炎的早期症状。

牛皮癣是一种皮肤病，发病早期显示在指甲上干燥而脆指甲很容易裂开、破碎，这可能与甲状腺疾病有关。易裂的指甲同时又带黄色的话，更可能是真菌感染所致。

观察舌头主要是看舌苔，也就是舌体上附着的一层苔状物，正常的舌苔为薄、白、均匀，干湿适中，中部和后部苔稍厚，两边及舌尖稍薄。

如果舌苔白但厚，且看上去比较油腻，可能是不消化而造成的积食。舌苔发黄，说明有内热，比如感冒加重。

如果苔黄且油腻，多为炎症。胃溃疡患者溃疡发病、慢性乙肝患者的传染性增强都会出现此情况。

如果一个人长年苔厚且有口气，无论白或黄都可能与消化不好有关。这时应当调整饮食，多吃清淡食物，如白萝卜、番茄、丝瓜、绿豆、山楂、梨等；少吃油腻、煎炸食物；最好不喝酒、不抽烟。此外还要保持好心情，多锻炼，起居有节。

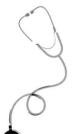

～∿∿～血压检查～∿∿～

现在，很多家庭都购买了血压计在家里测血压，及时了解自己的血压情况，这对高血压疾病的防治非常有好处。

在家测量血压，要注意选择正确的仪器和采取正确的方法。目前市场上出售的适合家庭使用的血压计型号和种类繁多，有全自动、半自动血压计，也有汞柱式血压计。

有的血压计更加智能化，可以与智能手机连接，储存每一次测量的数据，并提供诊断建议。

一般来说，只要按照血压计上的说明书操作，大多数能得到准确的结果。操作时要注意的是，无论使用哪种血压计，血压计的袖带高度要跟心脏同一水平；即使仰卧，也要按这个要求做。

袖带内的充气囊要固定在肘关节上方2～3厘米处，靠近身体内侧，下方有可以摸到的肱动脉搏动。每次测量都应固定在同一侧手臂，以血压较高的一侧为宜。如果是汞柱式血压计用手动充气，则最好让别人帮助测量，因为自己打气需要用力，容易引起血压升高进而影响结果。

在家测量血压的时候，要注意在测压前30分钟不要吸烟、饮酒和喝咖啡，至少休息5分钟；有尿的情况下，血压会升高，要排空尿液；测量时要坐有靠背的座椅，可以避免紧张，双脚着地，不要跷二郎腿。不讲话，不活动肢体，保持安静。给体型较胖的人测量血压，如使用过小、过短袖带，测得的血压往往比真实值偏高。因此，上臂粗或肱二头肌发达者，要使用更长更宽的袖带来压迫肱动脉。

正常人的血压在一天里一般是早晨最高，夜间最低，有的人傍晚也可再次上升形成一个小高峰。因此，初始时一天内应多测几次，待到血压控制正常以后，可每天早晨及晚上各测量一次。

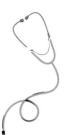

～ᴧᴧ～肥胖度检查～ᴧᴧ～

测肥胖度的时候，目前最常用的方法就是前面介绍过的BMI（身体质量指数）公式，也叫体重指数。此外，国内外测量身体脂肪含量的方法还有多种，但多缺乏统一的判定标准。

所以，每一种测量的结果就会出现差异，反映出的身体状态也就有所区别。在没有条件精确测量体脂百分比的情况下，BMI可作为是否肥胖的参考依据。

中国成年人体重指数评价参考表

组别	BMI（体重/身高^2）
体重过轻	BMI<18.5
体重正常	18.5≤BMI<24.0
超重	24.0≤BMI<28.0
肥胖	BMI≥28.0

除了用BMI这个指标判断是否肥胖外，也可以通过测量腰围来评价身体的脂肪含量，这是因为大多数人的脂肪都集中在腹部，而且腰围还能反映内脏的脂肪量，所以也很实用。

测量腰围可以选用软尺从肚脐水平位绕腰一周，以cm为单位，所得数值就是腰围的长度。

世界卫生组织建议，如果男性腰围＞94cm，女性腰围＞80cm，可视为肥胖；我国的肥胖标准稍低，男性腰围＞90cm，女性腰围＞80cm。

此外，腰围和臀围的比值，也就是腰臀围比（W/H）也常被用来评价肥胖程度，若男性的腰臀围比＞0.95，女性的腰臀围比＞0.85则属于肥胖。

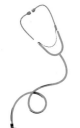

﹁∿尿液检查∿﹁

从尿液的起源到排出体外，所经的任何一个器官出现疾病，都会影响尿液的颜色，如果发现小便颜色异常，排除食物和药物影响，便要警惕身体疾病的可能，尽快到医院检查。换句话说就是尿液的颜色与疾病有关。

尿液的检查应该选择清晨第一次尿为宜，这是因为其较浓缩，条件恒定，便于对比。

正常人新鲜的尿液为淡黄色的、清澈透明且无杂质的。如果尿液出现了其他颜色，要引起重视。如果尿液出现红色，属于血尿，常见的有泌尿系统疾病，比如泌尿系统肿瘤、尿路结石、肾结石、肾结核等。

如果尿液呈白色，要警惕丝虫病和劳累过度。导致白尿的常见疾病是丝虫病。少数出现白尿的患者常为腹腔结核、肿瘤压迫或手术创伤等因素导致。

如果人的肝脏有问题，会影响胆红质的转化，以至于被直接融入尿液，使得尿液的颜色像浓茶颜色。

黄疸型肝炎、肝硬化、胆囊炎和胆石症等疾病，都有可能出现茶尿。如果尿液为黑色，要警惕急性血管病变。

粪便检查

粪便是食物被人体消化吸收后的残渣，通过观察粪便能大致诊断出人体消化系统的疾病。那么，什么才是好的粪便？有医学界人士认为："排便时毫不费力就可以排出的粪便，才是好粪便的首要条件。"所谓排便毫不费力，指粪便几乎不需要力气就可排出，排便后肛门干净，也没有什么异味，这种含水量约有70%的粪便就是健康的粪便，显示出肠道的健康状态。如果粪便含水过多，看起来像在拉肚子；或者粪便含水量太少，容易诱发便秘，这些都不是健康的粪便。

除了软硬度外，颜色、气味都是分辨粪便是否正常的重要因素。理想的粪便颜色是黄色到黄褐色，正常的颜色是肠道中有益菌良好作用的证明。当肠道有益菌正常发挥作用时，由于细菌分解产生的粪臭素等，正常大便是微臭的。如果臭得难以忍受，可能有健康问题。刺鼻酸味、烧焦味都可能由消化不良引起；腥味，则可能意味着消化道出血。

若体内排出的粪便颜色如墨汁一般的黑色，病变多见于上消化道出血，如食管溃疡、胃溃疡、消化道炎症甚至癌症等。此外，有时候服用一些铁剂、铋剂药物或吃猪血、猪肝后，也会排出黑色粪便。如果粪便中有鲜红的颜色，则可能是肛门附近有出血情况，可见于大肠炎症、直肠瘤、痔疮、直肠癌等。大量食用西瓜、番茄、辣椒等蔬果也会排出红色的粪便。如果粪便的颜色呈石灰或白色陶土状，有可能是创造颜色的胆汁色素流通有问题，可见于胆结石或者胆囊癌、肝癌等，应当引起重视，及早就医。粪便的形状也是分辨健康的根据之一。好的粪便应当是香蕉形状，一整条连续起来不断开，这样就证明软硬度正好，易于排出。如果粪便的含水量太少，就会断成一节一节的；而如果含水量太多，则会难以成形。对于每天排便的次数，目前医学界普遍认为，次数不是关键，状态才最重要。一般来说，正常人每天可以有1～2次规律的大便，大便没有黏液、脓血。也有人三四天才排便一次，只要大便性状正常，也属于健康。如果超过3天未解大便，并有排便困难、排便不尽、大便干结等症状，此类属于便秘。一个人每天大便的次数超过3次，并且粪便呈水状、蛋花汤状，此类属于腹泻。

乳房检查

对于每个女人来说，胸部不仅仅是一个女人魅力的象征，也是健康问题的所在。乳腺增生是妇科疾病中常见的一种，很多女性都患有乳腺增生，所以女性最好每月做一次自我检查。

检查方法是首先面对镜子，观察双侧乳房的形状、轮廓、大小，乳房的皮肤有没有异常改变（如橘皮样变）等，乳头有没有抬高、回缩和溢液。单侧乳房明显增大见于先天畸形、囊肿形成、炎症、肿瘤等。

如果乳房皮肤发红，提示局部有炎症或乳腺癌累及浅表淋巴管。乳头溢液提示有乳腺导管病变。乳头近期出现内陷，可以为乳腺癌或炎性病变。

在观察完外表后，可以用手指的指腹侧触摸两乳，左手查右侧乳房，右手查左侧乳房，注意不要最后遗漏乳头乳晕和腋窝部位。

如果在检查的时候，感觉乳房有局部压痛并伴有红肿，首先要考虑是否有炎症。乳腺增生也可表现为弥漫性压痛。

乳腺自我检查最好是每月检查一次，检查的时间最好选择在月经来潮的第10天左右，因为这时候体内分泌的雌激素对乳腺的影响最小，乳腺处于相对静止的状态，乳腺一旦出现病变或异常也容易被发现。绝经后的妇女体内雌激素减少，所受影响较小，因此可随时选择自检时间。

一旦在日常的检查中发现有不太正常的情况，就应到正规医院寻求医生的进一步诊断，切勿自行服药或任其发展。

亚健康检查

按照世界卫生组织的标准，健康是一种在身体上、心理上和社会适应方面的完好状态，而不仅仅是没有身体缺陷和疾病。个体的健康应该是生理健康、心理健康和社会健康的总和。在对疾病和健康的研究过程中，人们发现人体除了健康状态和疾病状态之外，还存在着一种非健康非疾病的中间状态，世界卫生组织称之为"第三状态"，国内常常称为"亚健康状态"。它是一种连续的动态过程，处理得当则身体转化为健康，反之则会引发疾病。国外没有"亚健康"这个概念，将类似状况称为"慢性疲劳综合征（CFS）"，一些国家和组织相继制定了诊断标准，并在多个地区进行动态跟踪研究。

关于亚健康的状态，中华中医药学会2006年发布的《亚健康中医临床指南》指出，其表现是多种多样的，躯体方面的表现有疲乏无力、肌肉及关节酸痛、头昏头痛、心悸胸闷、睡眠紊乱、食欲不振、脘腹不适、便溏便秘、性功能减退、怕冷怕热、易于感冒、眼部干涩等；心理方面的表现有情绪低落、心烦意乱、焦躁不安、反应迟钝等；社会交往方面的表现有不能较好地承担相应的社会角色，工作、学习困难，不能正常地处理好人际关系、家庭关系，难以进行正常的社会交往等。这些表现，在日常的工作和生活中只要留意，很容易自我检查出来。

根据亚健康状态的临床表现，可以将其分为以下几类：以疲劳，或睡眠紊乱，或疼痛等躯体症状表现为主；以抑郁寡欢，或焦躁不安、急躁易怒，或恐惧胆怯，或短期记忆力下降、注意力不能集中等精神心理症状表现为主；以人际交往频率减低，或人际关系紧张等社会适应能力下降表现为主。上述3条中的任何一条持续发作3个月以上并且经系统检查排除可能导致上述表现的疾病者，目前可分别被判断为处于躯体亚健康、心理亚健康、社会交往亚健康状态。临床上，上述三种亚健康表现常常相兼出现。对于出现上述亚健康症状者，除了寻求正规医生检查治疗外，还应该改变不良生活方式，掌握健康技能，努力做到合理膳食、适量运动、心理平衡、充足睡眠和戒烟限酒。适时缓解紧张压力，有效消除心身疲劳。如患有某些慢性疾病，还应该定期到医院做相关检查。

附录1：体检表常用计量单位

分类	英文缩写	中文含义
浓度单位	mg/dl	毫克/分升
	μg/L	微克/升
	pmol/L	皮摩尔/升
	μmol/L	微摩尔/升
	mmol/L	毫摩尔/升
	mol/L	摩尔/升
容量单位	IU/L	国际单位/升
	U/L	单位/升
	L	升
	dL	分升
	mL	毫升
质量单位	μL	微升
	g/L	克/升
	g	克
	kg	千克
	mg	毫克
时间单位	μg	微克
	ng	纳克
	d	天
	h	小时
	min	分
	s	秒

附录2：体检表英文术语全译解释

缩写	英文	中文
Ab	antibody	抗体
ABp	arterial blood pressure	动脉压
Ach	actylcholine	乙酰胆碱
ACH	adrenal cortical hormone	肾上腺皮质激素
ACT	active coagulative time	活化凝血时间
ACTH	adrenocorticotripic	促肾上腺皮质激素
af	atrial fibrillation	房颤
AFP	alpha-fetoprotein	甲胎蛋白
A/G	ratio-albumin-globulin ratio	白蛋白／球蛋白比
AIDS	acquired immune deficiency syndrome	艾滋病
alb	albumin	白蛋白
ALT	alanine aminotransferase	谷丙转氨酶（丙氨酸氨基转移酶）
AST	aspartate transaminase	谷草转氨酶（天冬氨酸氨基转移酶）
BBT	basal body temperature	基础体温
Bp	blood pressure	血压
BS	blood sugar	血糖
BUN	blood urea nitrogen	血尿氮素
BW	body weight	体重
C	complement	补体
CA	carbohydrate antigen	糖类抗原

续表

缩写	英文	中文
CBC	complete blood count	血常规
CCr	endogenous creatinine clearance rate	肌酐清除率
CCU	coronary care unit	冠心病监护室
CDC	calculated date of confinement	预产期
CEA	carcinoembryonic antigen	癌胚抗原
CHE	cholinesterase	胆碱酯酶
CHO	cholestrol	总胆固醇
CK	creatine kinase	肌酸激酶
CNS	central nervous system	中枢神经系统
CT	computerized tomography	计算机断层扫描
DBp	diastolic blood pressure	舒张压
DBIL	directbilirubin	直接胆红素
DIC	disseminate intravascular coagulation	弥漫性血管内凝血
DM	diabetic mellitus	糖尿病
DU	duodenal ulcer	十二指肠溃疡
ECG(EKG)	electrocardiograph	心电图
ECHO	echocardiogram	超声心动图
EMG	electromyogram	肌电图
FBS	fasting blood sugar	空腹血糖
FDP	fibrinogen degradation products	纤维蛋白原降解产物
FFA	free fatty acid	游离脂肪酸

续表

缩写	英文	中文
GU	gastric ulcer	胃溃疡
Hb	hemoglobin	血红蛋白
HBeAb	hepatitis B virus e antibody	乙型肝炎病毒e抗体
HBp	high blood pressure	高血压
HCG	human choroionic gonadotropic hormone	人绒毛膜促性腺激素
HDL	high density lipoprotein	高密度脂蛋白
HR	heart rate	心率
HTN	hypertension	高血压
Ig	immunoglobulin	免疫球蛋白
KUB	kidney, ureter and bladder	肾、输尿管和膀胱
LBp	low blood pressure	低血压
LDL	low density lipoprotein	低密度脂蛋白
LMP	last menstrual period	末次月经
MCD	mean corpuscular diameter	平均红细胞直径
MCH	mean corpuscular hemoglobin	平均红细胞血红蛋白量
MCHC	mean corpuscular hemoglobin concentration	平均红细胞血红蛋白浓度
MCV	mean corpuscular volume	平均红细胞体积
MI	myocardial infarction	心肌梗死
MRI	magnetic resonance image	磁共振
NE	norepinephrine	去甲肾上腺炎
neg	negative	阴性的

续表

缩写	英文	中文
NIDDM	non-insulin-dependent diabetis mellitusII	2型糖尿病
NPN	non-protein nitrogen	非蛋白氮
OGTT	oral glucose tolerance test	口服糖耐量试验
P	pulse	脉搏
P.C	post cibum	饭后
PE(Px)	physical examination	体检
PG	prostaglandin	前列腺素
PT	prothrombin time	凝血酶原时间
RBC	red blood count	红细胞计数
γ-GT	γ-glutamyl-transferase	γ-谷氨酰转肽酶
SLE	sgstemic lupus erythematosus	系统性红斑狼疮
SM	systolic murmur	收缩期杂音
SR	sinus rhythm	窦性节律
TB	tuberculosis	结核
TSH	thyroid-stimulating hormone	促甲状腺激素
US	ultrasound	超声
WBC	white blood cell	白细胞

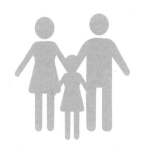

体检报告一看就懂

参考文献

WS 397—2012, 糖尿病筛查和诊断 [S].

WS 338—2011, 乳腺癌诊断 [S].

WS 334—2011, 前列腺癌诊断 [S].

李学奇主编. 诊断学 [M]. 北京: 人民卫生出版社, 2007.

梁晓春主编. 糖尿病手册 [M]. 北京: 人民卫生出版社, 2007.

林殷主编. 高血压病 [M]. 北京: 人民军医出版社, 2008.

廖秦平主编. 妇产科学 [M]. 北京: 北京大学医学出版社, 2008.

朱嵘.《亚健康中医临床指南》解读 [J]. 中国中医药现代远程教育, 2009, 7 (2): 5-6.

中华医学会妇产科学分会产科学组. 孕前和孕期保健指南 [J]. 中华妇产科杂志, 2011, 46 (2): 150-153.

尹凤玲, 李贵新, 方志文主编. 健康体检与预防保健 [M]. 北京: 人民军医出版社, 2012.

胡大一主编. 心血管疾病防治指南与共识 [M]. 北京: 人民军医出版社, 2012.

刘晓峰, 杜晓锋, 张祚建主编. 专家教你解读体检表 [M]. 郑州: 郑州大学出版社, 2013.

杜兵主编. 健康体检科 [M]. 北京: 中国医药科技出版社, 2014.